LES EAUX

LES EAUX

ÉTUDE HYGIÉNIQUE ET MÉDICALE

SUR

L'ORIGINE, LA NATURE ET LES DIVERS EMPLOIS DES EAUX

TANT ORDINAIRES QUE MÉDICINALES

SUIVIE D'UN

TABLEAU GÉNÉRAL INDICATEUR

DES

SOURCES MINÉRALES ET STATIONS BALNÉAIRES

DE LA

France et de l'étranger

PAR

ÉMILE DELACROIX

Docteur en médecine et ès sciences des Facultés de Paris, professeur à l'École de médecine de Besançon et inspecteur adjoint des eaux de Plombières

AVEC LA COLLABORATION DU

DOCTEUR AIMÉ ROBERT

Rédacteur en chef de la Revue d'hydrologie médicale française et étrangère et Clinique des maladies chroniques.

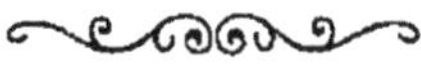

PARIS

CHEZ F. SAVY, LIBRAIRE-ÉDITEUR, RUE HAUTEFEUILLE, 24.

1865

STRASBOURG, TYPOGRAPHIE DE G. SILBERMANN.

AVANT-PROPOS.

Un ouvrage, quel qu'il soit, petit ou grand, doit avoir avant tout sa raison d'être. Disons donc en peu de mots, puisqu'il s'agit d'un petit ouvrage, pourquoi nous avons rédigé un traité aussi élémentaire.

L'hydrologie a pris de nos jours un rang distingué parmi les sciences médicales. On peut dire qu'il en devait être ainsi, puisque l'efficacité des eaux, dans le traitement des maladies chroniques, n'est plus mise en doute. Les stations les plus réputées ont peine à contenir la foule, qui s'y rend en quelque sorte de tous les points de la terre. Est-ce à l'entraînement instinctif du public vers la médication hydro-minérale, est-ce à la sollicitude, à l'initiative des médecins qu'il faut attribuer tout ce mouvement ? De part et d'autre le but est le même : rétablissement de la santé ; mais par une erreur du moment, médecins et malades ne sont pas toujours d'accord sur le choix des moyens. Ici le public a pour lui la majorité ; il est donc entendu qu'il a raison. Expérience faite, espérons qu'un jour le médecin rentrera sans conteste dans son domaine.

En rédigeant ces notions d'hydrologie, accompagnées d'un tableau général des eaux, nous sommes donc loin d'en conseiller à chacun la lecture pour se diriger, sans plus de renseignements, dans le choix d'une station. Les vrais malades (nous ne parlons pas des heureux visiteurs d'eaux) ont ici à déterminer un traitement sérieux, avant tout rationnel, avec ses indications, ses contre-indications, ses bénéfices ou ses dangers. Or souvent il peut arriver que des nuances, d'une appréciation des plus délicates, soient aux yeux du praticien le plus exercé le seul fil indicateur qui le guide dans le labyrinthe des infirmités humaines et de leur traitement. Et c'est quand les maîtres de la science hésitent et cherchent, qu'un aveugle irait droit au but ? Ce serait heureux, mais après tout ce n'est pas dans les choses impossibles.

Il est vrai qu'en ayant la prétention de se traiter sans conseils, on s'attribue ordinairement une affection des plus simples et des plus faciles à guérir. On la tire au besoin de son imagination, avec une forme, un siége, des symptômes incroyables; car on n'est pas fait comme tout le monde. On n'ignore pas que, dans un traitement thermal ou hydrothérapique fait à contre-sens, on pourrait jouer sa vie ou du moins sa santé. Mais on sait si bien ce qu'il faut faire ! on est prudent. Prudent? pas autant que le médecin, qui est plus défiant encore, tant il connaît les dangers du pitoyable dicton populaire: *Medice cura te ipsum.* Malade, il appelle un confrère et l'écoute. Sinon, il s'enveloppe, se résigne et se tient coi. Même aux eaux minérales il est bien rare que, pour un traitement qui l'intéresse en personne, il se range à son propre avis. Cet exemple n'est peut-être pas à dédaigner.

En ce qui concerne même les eaux potables ordinaires, dont l'influence est si grande sur l'état de santé des populations, il nous a semblé que l'éducation publique laisse à désirer, et qu'il y reste surtout des préjugés à combattre. Nous les avons combattus, en peu de mots, autant que possible. De même avons-nous fait pour ce qui se rattache à l'usage des bains ordinaires, sur lesquels l'hygiène antique avait, il faut le dire, des connaissances pratiques, où nous avons peut-être à puiser plus d'un enseignement. A ce sujet l'opinion générale semble avoir subi, de nos jours, une assez prompte modification.

Sans doute l'*hydrothérapie moderne* y a beaucoup contribué, en propageant les vrais principes de la balnéation. Mais combien ne voit-on pas d'amateurs enthousiastes attraper au vol ces principes, s'en faire une application intempestive et conséquemment dangereuse! Tant il est vrai que les meilleures choses n'ont qu'une valeur relative, selon l'usage qu'on en sait faire. Ici encore il y a des indications et des contre-indications. Un avis éclairé n'est jamais inutile.

Les tableaux méthodiques que nous donnons des stations et des sources minérales, thermales ou froides, comprennent sous une formule brève ce qui concerne le lieu et son altitude, la température et la nature chimique des eaux, les indications d'emploi les mieux constatées, et quelquefois de plus quelques traits d'un signalement plus complet. En faisant ce sommaire de caractérisation, nous n'avons pas la prétention de croire qu'on doive en tous cas s'en contenter. Ce n'est qu'un premier renseignement, utile à tous, disons même utile aux médecins, qui pourront trouver dans ce petit volume un aide-mémoire.

Tout modeste qu'il soit en apparence, un semblable travail ne se fait pas sans d'attentives et minutieuses recherches, un peu puisées partout, car la science est de domaine public. Ainsi chacun a pu fournir sa pierre à ce petit édifice hydrologique. On nous dispensera de citer les auteurs dans une œuvre ainsi réduite à d'humbles dimensions. Qu'il nous suffise de dire que le *Dictionnaire général des eaux minérales* devait nous être et nous a été d'un grand secours, ainsi que les publications périodiques, où s'analysent aujourd'hui toutes les nouveautés de la science, et où se rapportent les travaux de la Société d'hydrologie. Dans ce mouvement général, auquel la province apporte largement son tribut, la *Revue d'hydro-*

logie médicale française et étrangère et Clinique des maladies chroniques, publiée à Strasbourg, et si bien renseignée sur nos établissements de l'Est, sur ceux d'Allemagne et notamment du grand-duché de Bade, sur lesquels le docteur Robert a fourni de belles études, avait des droits particuliers à notre attention.

Il est évident qu'une incessante élaboration est ici nécessaire, chaque année nouvelle apportant ses découvertes et des améliorations à consigner dans un tableau général des eaux. Ne voulant pas rester en arrière, un centre incessamment éclairé nous a paru indispensable. Nous avons donc prié notre digne confrère, le docteur Robert, rédacteur en chef de la *Revue d'hydrologie médicale française et étrangère*, dont les relations hydrologiques internationales sont des mieux établies, de nous venir en aide. Remercions-le d'avoir accepté cette collaboration.

Ce 15 novembre 1864.

E. Delacroix.

LES EAUX

ÉTUDE HYGIÉNIQUE ET MÉDICALE

SUR

L'ORIGINE, LA NATURE ET LES DIVERS EMPLOIS DES EAUX

TANT ORDINAIRES QUE MÉDICINALES.

L'eau, l'air, la terre, le feu : grands problèmes surtout complexes. On conçoit que dans les premiers âges, l'homme, plus étonné qu'instruit des grandes manifestations de la nature et de ses phénomènes, ait vu là, ce qu'y voyaient les poëtes et les philosophes, quatre sortes d'éléments. Si ce magnifique champ d'observations est toujours le même, il faut avouer qu'il s'est singulièrement morcelé à mesure que la lumière de la science y pénétrait. Aujourd'hui, l'eau seule est devenue un sujet d'études si considérable, que celui qui entreprendrait d'en faire un traité complet à tous les points de vue, pourrait y consacrer sa vie entière. Assurément telle n'est pas notre intention ; mais l'eau, par l'importance de son rôle dans l'industrie autant que dans la nature, dans la médecine autant que dans l'économie domestique, est appelée à tant de fonctions que nous allons essayer d'en faire un petit traité utile et autant que possible populaire.

Origine et distribution des eaux.

Évidemment l'eau, dès les premiers temps de la réunion des éléments de notre planète dans l'espace, a été le résultat de la combinaison des deux éléments gazeux qui la constituent : *oxygène* et *hydrogène*.

Mais comme elle se vaporise à 100 degrés, il n'est pas moins évident que, suspendue d'abord à l'état de vapeur dans l'atmosphère terrestre, elle n'a pu se déposer liquide, en un mot se condenser sur le globe que lorsque celui-ci était déjà revêtu d'une croûte solidifiée et suffisamment refroidie.

A combien de réactions l'eau, qui se décompose aisément au contact de tant de substances métalliques qu'elle oxyde, n'a-t-elle pas dû prendre part, alors que la planète, dans son premier travail de refroidissement et de retrait sur elle-même, brisait à chaque instant sa croûte encore mal consolidée pour livrer passage à de formidables épanchements de matière incandescente? Plus d'un sel, ainsi formé dans ce laboratoire initial, est resté jusqu'à nos jours en dissolution dans les eaux ; d'autres se forment encore incessamment dans les profondeurs terrestres et prennent part à un mouvement général de circulation ; sans compter le chlorure de sodium (sel marin), qui a pu se constituer d'abord en même temps que l'eau, et donner par sa présence à l'eau marine son principal caractère.

Quoi qu'il en soit de ces origines, ce qu'il y a de bien certain pour nous, c'est l'effet des déchirements de la surface du globe et des différences de niveau qui s'ensuivent sur la distribution des continents et des mers à cette surface.

« Dieu souleva, dit Moïse, la terre aride et rassembla les eaux. » Là-dessus toutes les genèses des peuples primitifs sont d'accord ; la science moderne ne nous enseigne pas autre chose dans sa *théorie des soulèvements.*

Ainsi, dès les temps anciens, la terre agitée par de fréquentes catastrophes, ici livrait passage à d'immenses chaînes de montagnes, exhaussait les plateaux, écartait les mers et les refoulait pêle-mêle avec les débris arrachés sur leur passage; là subissant de vastes et profondes dépressions, transformait des régions auparavant continentales en immenses bassins océaniques.

Le fond des mers n'étant que le prolongement des terres, a comme elles ses plaines, ses collines, ses montagnes, ses ravins et ses vallées. Si ce fond s'élevait, nous verrions sortir des eaux une multitude d'îles nouvelles et sans doute aussi de nouveaux continents. Beaucoup de parties, aujourd'hui continentales, deviendraient alors sous-marines. Partout notre planète offre aux yeux des géologues les preuves les plus incontestables de ces changements de niveaux relatifs des terres et des mers dans les anciens âges; et de nos jours encore, les causes de ces variations, quoique amoindries, ne sont pas éteintes.

Naguère on croyait à une diminution des eaux de la Baltique. Il a fallu reconnaître que le phénomène est dû simplement à l'exhaussement des rives méridionales, ou, comme on dit de nos jours, à leur soulèvement, qui verse insensiblement les eaux dans la mer du Nord. Plusieurs points du littoral de la Méditerranée, sans remonter au delà des temps historiques bien connus, nous montrent incrustés, jusque dans les monuments de l'homme, les traces de ces ondulations des continents.

Néanmoins, si des tremblements de terre ont conservé, principalement au voisinage des régions volcaniques, assez de puissance, non-seulement pour renverser des villes, mais pour modifier les fractures et les niveaux du sol ; si parfois encore nous voyons des îlots surgir ou disparaître à la surface des flots ; si même quelques traditions vont jusqu'à nous parler d'une Atlantide, d'un vaste continent qui aurait existé dans l'océan Atlantique, en face de la Méditerranée, on peut dire que déjà et de bien longue date la charpente extérieure du globe a pris assez de consistance pour nous mettre à l'abri de toute grande révolution capable de changer en peu de temps la distribution relative actuelle des continents et des mers.

On évalue assez approximativement la surface des mers à 3,700,000 myriamètres carrés, celle des terres connues à 1,400,000 ; de sorte qu'en tenant compte des terres plus récemment découvertes ou qui restent à découvrir, principalement dans l'hémisphère méridional où les eaux dominent, les eaux des mers couvriraient à peu près les trois quarts de notre planète.

Circulation des eaux.

VERSANTS. L'irrégularité même des continents est un des grands bienfaits de la nature. Sans cette irrégularité, qui établit des pentes pour l'écoulement des eaux pluviales, nous verrions celles-ci s'épandre stagnantes dans les moindres dépressions des terres et ne diminuer que par évaporation. Le globe, ainsi privé de reliefs accentués, serait une triste habitation pour l'homme. Heureusement les terres, dans la plus grande étendue des continents, ne conservent que la quantité d'eau nécessaire pour s'humecter, entretenir la végétation et alimenter les sources. Elles rendent l'excédant aux mers. Dans chaque continent, la masse des terres est presque toujours divisée en plusieurs *versants*, formés par les flancs des hautes chaînes de montagnes ou par les pentes plus ou moins rapides des plaines élevées.

L'*Europe*, ainsi examinée dans son ensemble, abstraction faite de l'Angleterre et des pays du Nord, qui ont leur système de fleuves séparés, offre deux immenses versants dont la principale ligne de partage, plus ou moins flexueuse, suivant les chaînes, a sa direction générale du nord-est au sud-ouest, des monts Ourals jusqu'au détroit de Gibraltar.

Le versant septentrional, c'est-à-dire celui qui est incliné vers le nord-ouest, jette dans l'Océan Glacial la *Petchora;* dans la mer Blanche le *Mezen*, la *Dwina du Nord*, l'*Onéga;* dans la mer Baltique la *Néva*, la *Dwina du Sud*, le *Niemen*, la *Vistule*, l'*Oder;* dans la mer du Nord l'*Elbe*, le *Weser*, l'*Ems*, le *Rhin*, la *Meuse*, l'*Escaut;* dans la Manche la *Somme*, la *Seine*, l'*Orne;* dans l'Océan Atlantique la *Vilaine*, la *Loire*, la *Sèvre*, la *Charente*, la *Garonne* et *Gironde*, l'*Adour*, le *Minho*, le *Duero*, le *Tage*, la *Guadiana* et le *Guadalquivir*.

Si de là nous suivons l'autre versant, dont la pente générale est au sud-est, nous voyons la *Segura*, le *Xucar*, le *Guadalaviar*, l'*Ebre*, l'*Aude*, l'*Hérault*, le *Rhône*, le *Var*, l'*Arno* et le *Tibre* se jeter dans la Méditerranée; le *Pô* et l'*Adige* dans l'Adriatique; le *Danube*, le *Dniester* et le *Dniéper* dans la mer Noire; le *Don* dans la mer d'Azof; le *Volga* et l'*Oural* dans la Caspienne.

L'*Asie*, avec ses immenses plateaux du centre et ses chaînes, les plus considérables du globe par leur élévation, a quatre principaux versants.

A travers la Sibérie, celui du nord conduit à l'océan Glacial arctique l'*Ob* ou l'*Obi*, le *Jenisséi*, la *Léna*.

Le versant est donne vers le Grand Océan, à la mer d'Okhotsk, le fleuve *Amour* ou *Saghalien ;* à la mer Jaune le *fleuve jaune* ou *Hoang-Ho.*

Le versant méridional, sans contredit l'une des plus riches contrées de la terre, apporte au golfe Persique l'*Euphrate* et le *Tigre ;* à la mer d'Arabie le *Sind* ou *Indus ;* au golfe du Bengale le *Gange* et le *Brahmapoutra*, et plus à l'est l'*Iraouaddy ;* au golfe de Siam le *Méinam* ou *Menam ;* à la mer de Chine le *Cambodje.*

A l'ouest, l'*Iaxarte* ou *Sir-Daria*, l'*Oxus* ou *Amou-Daria* (Djihoun) se jettent dans le grand lac d'Aral, qui, sans issue comme la Caspienne, est dû comme elle aux dépressions de l'Asie occidentale.

L'*Afrique*, encore aujourd'hui le moins connu des grands continents, quoique sa partie nord-est l'ait été de toute antiquité, paraît n'avoir dans ses profondeurs que peu d'eaux courantes et d'immenses déserts, les uns sablonneux comme le Sahara, les autres sous forme de plateaux élevés, ainsi vers le sud. Ses grandes chaînes, à l'exception des monts Alkamar, monts de la Lune, qui séparent assez nettement l'Afrique septentrionale de l'Afrique méridionale, sont plus ou moins rapprochées des plages. Ses principaux fleuves sont : au nord, le *Nil*, qui, à travers la riche plaine de la Basse-Égypte, se rend à la *Méditerranée.*

A l'ouest, le *Sénégal* et la *Gambie*, qui arrosent la *Sénégambie*, le *Niger*, le *Zaïre* ou *Congo*, le *Coanza*, le fleuve *Orange* ; tous se versant dans l'Atlantique.

A l'est, vers la mer des Indes, le principal fleuve est le *Zambèze* ou *Couama*, qui se jette dans le canal de *Mozambique.*

Le *Continent américain* doit sa forme allongée principalement aux immenses chaînes qui, partant de l'Amérique du Nord sous le nom de *Montagnes rocheuses*, viennent s'unir par l'isthme de Panama aux Andes ou Cordillières de l'Amérique du Sud, longeant ainsi le Grand Océan jusqu'à la Terre de feu. Cette disposition établit le principal partage en deux versants : l'un vers le Grand Océan; l'autre, beaucoup plus large et souvent modifié dans sa direction, vers l'Atlantique.

Le premier de ces versants, celui de l'ouest, est dans sa plus grande étendue beaucoup trop rapide et trop étroit pour alimenter beaucoup de vastes cours d'eau. Cependant vers le nord, où l'espace entre les Montagnes rocheuses et la mer est assez considérable, nous voyons l'*Orégon* (Columbia) atteindre déjà les proportions d'un grand fleuve avant de se jeter dans l'Océan pacifique. Plus au sud, le golfe de Californie (mer Vermeille) reçoit le *Rio-Colorado* du Mexique.

Mais sur les pentes orientales les puissants cours d'eau abondent. Le *Saint-Laurent*, qui a reçu les eaux des grands lacs supérieurs, amenées au lac Ontario par le *Niagara*, verse ses nombreux tribus dans l'Atlantique.

Entre les Alleghanys et les Rocheuses, le *Mississipi* (Meschacébé), qui a reçu l'*Ohio*, le *Missouri*, l'*Arkansas* et une foule d'autres affluents, les apporte du nord au sud au golfe du Mexique, où se rend aussi le *Rio del Norte* qui descend des Montagnes rocheuses.

Dans l'Amérique méridionale surtout, on voit une immense disproportion entre les deux versants. Tandis que celui de l'ouest ne peut donner que de courtes rivières au Grand Océan, celui qui s'étend à l'est des Andes, occupe presque toute la largeur continentale.

Là nous voyons se rendre dans l'Atlantique : l'*Oré-*

noque, à travers la Colombie ; le fleuve des *Amazones* ou *Maragnon*, l'un des plus puissants du globe, formé d'une foule de rivières de la Colombie et du Pérou, encore augmenté de ce qu'il emprunte au Brésil ; le *Tocantins*, le *San-Francisco*, le *Rio de la Plata* recueillant une foule de rivières du sud des Serras du Brésil, du nord des provinces de la Plata, et recevant près de son embouchure dans l'Atlantique l'*Uruguay*, presque aussi considérable que lui.

Dans le nouveau continent il faut aussi compter un versant nord dont le principal cours d'eau est le *Mackenzie*, tombant à travers le pays des grands Esquimaux, dans l'océan Glacial.

Ce coup d'œil général, jeté sur les grands versants de la terre, quelque rapide qu'il soit, nous donne au moins un enseignement : c'est que dès l'origine et partout les cours d'eau n'ont eu qu'à se soumettre à l'allure accidentelle des versants, dont les lignes de partage constituent ainsi les limites mêmes de séparation des bassins des fleuves. Dans beaucoup de lieux de la France, où des maisons sont construites sur ces lignes de partage, on nous montre avec un sentiment qui n'est pas toujours exempt de fierté, les deux versants d'un même toit qui divise ses faveurs, par exemple entre le Rhin et le Rhône, entre la mer du Nord et la Méditerranée. Mais les cas analogues sont trop répandus pour mériter longtemps notre attention. Suivons la marche des eaux dans les vallées.

THALWEGS. Il est assez rare que le fond d'une vallée, dans un pays montueux, offre une pente uniforme et douce où les eaux coulent lentement. On observe le plus souvent des variations dans la rapidité des pentes et dans la disposition des flancs ; des chutes, des étranglements, des barrages précipitent ou ralentissent le cours de l'eau, forment des torrents, des cascades, des lacs. On peut voir les flancs se rapprocher au point de s'unir pour barrer la vallée, qui ne forme plus alors qu'un bassin où les eaux viennent se réunir. La chaîne du Jura surtout, le massif des Vosges et d'autres lieux en France offrent beaucoup d'exemples de lacs ainsi formés et entretenus.

Si la plupart des vallées nous montrent encore dans leurs accidents sans nombre tous les signes de violentes dislocations originelles dues aux fracassements de la croûte du globe ; s'il est incontestable aujourd'hui que les eaux, trouvant des voies ouvertes, n'ont eu qu'à s'y précipiter, il n'est pas moins vrai qu'à des époques anciennes elles ont puissamment élargi ces voies, et que de nos jours encore elles opèrent sur elles un travail incessant d'arrachement et d'érosion. C'est ainsi que les cours d'eau tendent à se former peu à peu un lit mieux réglé dans sa pente, rongeant les aspérités qui les gênent, remblayant les creux, et qu'ils travaillent à diminuer avec le temps les inégalités de la surface de la terre.

On est convenu d'appeler *thalweg* (nom emprunté des Allemands) l'axe d'une dépression suivie par les eaux courantes. Cette ligne, assez difficile à déterminer dans les pays de plaines, est ordinairement très-accentuée dans les vallées anfractueuses. Ainsi dans le Jura, souvent on voit l'axe même de la rivière tracé profondément par la cassure qui a donné primitivement naissance à la vallée. De plus, il arrive que ces lignes originelles se prolongent souterrainement en amont, formant ainsi de longues cavernes d'où sortent les rivières. Sur le trajet, la caverne écroulée en différents points est indiquée extérieurement, tantôt par une série de *combes* qui s'engorgent dans les inondations, tantôt par des puits à ciel ouvert[1].

De nombreuses sources ne font ainsi que paraître et disparaître. On comprend que ces accidents s'observent surtout dans les pays à couches tourmentées comme le Jura. Des fleuves entiers passent ainsi sous des voûtes caverneuses, comme celle dont la *perte du Rhône*, à Bellegarde, au-dessous du fort l'Écluse, nous offre un curieux exemple.

FORMATION DES COURS D'EAU. La nature et la structure des terrains ont nécessairement une grande influence sur l'allure superficielle ou profonde du réseau d'approvisionnement des eaux. Pour bien entendre ceci, mettons un instant en parallèle deux types tout à fait dissemblables, un terrain *massif* et un terrain *stratifié*, une formation granitique et une formation calcaire ; si l'on veut, les Vosges et le Jura.

Dans le terrain massif et d'origine ignée des Vosges (granites, syénites, porphyres) les fractures sont, il est vrai, multipliées, mais généralement très-étroites et ne formant guère de véritables excavations. A l'exception des cas où ces fractures deviennent de véritables *failles* plongeant au loin, les eaux pluviales n'y pouvant pénétrer, restent à peu près superficielles, c'est-à-dire torrentielles. Partout, principalement dans la saison des pluies, ce sont d'innombrables filets qui, rassemblés, constituent des rameaux, puis des branches de cette circulation à ciel ouvert. Excellente pour l'irrigation des prés, mais laissant immédiatement une notable partie des

[1] *Hydrographie souterraine*, thèse de M. E. Delacroix. Paris 1847.

eaux se dissiper dans l'atmosphère, cette disposition, on le conçoit, n'assure pas dans la saison chaude l'alimentation de grands cours d'eau, à moins qu'elle ne soit entretenue sur les hauteurs par la fonte des neiges et des glaciers, comme cela se voit dans les Alpes.

Au contraire, dans les terrains du Jura, que les géologues ont souvent caractérisé du nom de *calcaire à cavernes*, les arrachements, les dislocations, les failles et l'inclinaison des bancs stratifiés pour l'exhaussement des montagnes ont donné lieu presque partout à des lacunes souterraines, cavernes prolongées où s'engloutissent une partie des eaux pluviales. Avec cet immense drainage naturel, on ne voit guère là, comme dans les Vosges, ces innombrables filets superficiels, ces ramuscules qui s'unissent à l'air libre dans les noues pour alimenter le cours principal d'un versant. La circulation des eaux y est en quelque sorte latente. De vrais lacs souterrains peuvent exister sous des plateaux arides, et souvent à la brusque origine d'une vallée, sous quelque immense écroulement taillé en amphithéâtre, comme aux sources du *Lison*, de la *Loue*, des *Planches*, on voit s'épancher d'une caverne une rivière toute formée, dont les affluents souterrains échappent à l'évaporation. Ailleurs on voit trop souvent l'industrie disputer à l'irrigation ses rigoles; ici, sous les voûtes mêmes de la source, une énorme chute d'eau peut suffire au roulement d'une grande usine. Ainsi chaque pays a ses difficultés et ses compensations; l'homme n'a pastrop à lutter contre la nature; il n'a qu'à bien utiliser ce qu'elle lui met sous la main; l'eau, à quelque point de vue qu'on l'envisage, est un de ses plus puissants auxiliaires.

MÉTÉORES AQUEUX. L'eau n'est pas moins indispensable

que l'air à l'existence des êtres organisés. Agent de circulation, d'entretien et de renouvellement, elle est le principal véhicule des principes que l'économie prend ou rejette dans les différentes fonctions nutritives. On peut donc considérer la formation des météores aqueux, dont le rôle est de distribuer l'eau dans tous les climats à tous les êtres vivants, comme une des plus importantes fonctions générales du globe. L'eau est une des substances les plus répandues dans la nature; on sait que solide elle constitue les glaces polaires, les glaciers et les neiges perpétuelles; que liquide elle forme, soit dans d'immenses bassins, l'Océan, les mers, les lacs, soit les innombrales courants superficiels ou souterrains qui sillonnent les continents; qu'à l'état de vapeurs invisibles ou condensées et entraînées par les vents, elle se distribue dans l'air de toutes les régions. Sa circulation est aisée à concevoir; on évalue à 1 mètre l'épaisseur d'eau que l'évaporation enlève chaque année à l'Océan, quoique en réalité le niveau sans cesse rétabli par les pluies et le tribut des fleuves, ne varie pas d'une manière sensible. D'autre part les eaux continentales sont aussi une source de vapeurs; ainsi les vapeurs enlevées aux mers et aux continents, converties en nuages que les vents transportent dans l'atmosphère, retombent en pluie sur les différentes parties du globe. Si la terre est échauffée, la pluie peu abondante ou l'air rapide, une grande partie retourne immédiatement à l'état vaporeux; mais dans les cas contraires, l'eau roule en torrents dans les vallées ou s'infiltre dans le sol perméable, plonge souvent à la faveur des dislocations jusqu'à la rencontre d'un lit souterrain dont elle suit les contours, puis reparaît à l'état de sources. De là, suivant toujours la pente des versants, le thalweg des vallées, elle entretient le cours des ruisseaux, des rivières et enfin des fleuves, qui sont chargés de rendre incessamment aux mers ce que l'évaporation leur enlève sans cesse.

C'est principalement sous l'influence de la température et de ses variations que se produisent dans l'atmosphère les différentes métamorphoses de l'eau qui constituent les météores aqueux.

La quantité de vapeurs que l'air peut tenir en dissolution, augmente ou diminue avec les températures. Elle atteint son maximum en juillet et son minimum en janvier. Considérable dans les régions chaudes, elle diminue à mesure qu'on approche des régions polaires. Cette quantité est presque toujours voisine du point de saturation à la surface des mers, où un abaissement de quelques degrés suffit pour l'amener à l'état de vapeurs visibles. Elle est d'autant moindre que l'on pénètre davantage dans l'intérieur des continents.

Les vents sont plus ou moins chargés de vapeurs en dissolution, suivant qu'ils sont chauds ou froids, qu'ils ont traversé des mers ou des continents, et aussi suivant les saisons.

Tout abaissement de température précipite et rend apparente une certaine quantité de l'eau que l'air contient. Ainsi se forment les rosées, les brouillards, les nuages. Il faut donc distinguer la quantité absolue d'eau en dissolution dans l'atmosphère, de l'humidité apparente qui se manifeste quand l'air, par un abaissement de température, tend à se dépouiller de sa vapeur d'eau.

Dans les nuits sereines, les corps placés à la surface de la terre et principalement les plantes, se refroidissent beaucoup en dispersant de la chaleur en tous sens. Alors les vapeurs de l'air ambiant se condensent sur ces corps en gouttelettes formant la *rosée*. Ce phénomène est analogue au dépôt d'humidité qui se forme, quand l'air est doux, sur un vase contenant de la glace ou de l'eau fraîche.

Si la température à la surface du sol descend au-dessous de zéro, la rosée en se congelant donne la *gelée blanche*, dont les effets au printemps sont si funestes aux jeunes plantes. De là naît pour elles la nécessité d'un abri quelconque, interposé entre le sol et l'espace libre, pour modérer le rayonnement. Le simple passage d'un peu de fumée suffit quelquefois pour amener ce résultat. Aussi les nuages sont-ils un obstacle naturel à la formation de la rosée et des gelées blanches. Ordinairement c'est au moment de l'aurore, un peu avant que le soleil soit à l'horizon, quand les premières lueurs paraissant dans le ciel impriment à l'air un certain mouvement, que s'opère la plus rapide soustraction de chaleur à la surface terrestre et qu'on a le plus à craindre les effets de la gelée.

D'autres phénomènes se manifestent le soir. On donne le nom de *serein* à une pluie très-rare et très-fine qui tombe quelquefois dans les soirées d'été, par un ciel sans nuages, quand un refroidissement rapide a lieu dans les couches peu élevées de l'atmosphère. Si les gouttelettes restent flottantes et sont en assez grand nombre pour troubler la transparence de l'air, elles forment les *brouillards* ou *brumes*, dont on attribue la légèreté à l'état probablement vésiculaire de l'eau dans ces météores. On conçoit d'ailleurs qu'ils s'étendent le plus souvent sur un sol humide ou à la surface des eaux, en suivant les vallées, et qu'ils résultent aussi quelquefois de l'arrivée d'un courant froid dans un air plus chaud riche en vapeurs.

Pendant l'hiver le brouillard, en se congelant sur les objets qu'il enveloppe, y dépose le *givre*, dont le volume et le poids, sans cesse augmentés, courbent souvent jusqu'à terre les plantes flexibles et brisent même de fortes branches.

Tantôt les brouillards de la nuit se dissolvent à l'aide de la chaleur du jour, et l'air reprend sa transparence; tantôt ils s'élèvent dans l'atmosphère et constituent les *nuages*, dont les formes très-variables peuvent être rattachées à trois principales; ce sont :

Les *stratus*, bandes nuageuses que l'on observe souvent au coucher du soleil, parallèlement à l'horizon;

Les *cumulus*, que les marins nomment vulgairement *balles de coton*, gros nuages d'été amoncelés en forme de montagnes arrondies;

Les *cirrhus* ou *queues de chat*, disposés en filaments qui parsèment le ciel.

Les états intermédiaires sont exprimés par la réunion de ces termes deux à deux. Ainsi les petites masses floconneuses, donnant au ciel l'aspect moutonné, sont des *cirrho-cumulus*.

Dans les jours d'été on voit les cumulus se former le matin, s'élever au milieu du jour avec les courants d'air ascendants, puis redescendre peu à peu avant le coucher du soleil.

Les cirrhus, qui sont les plus élevés de tous les nuages, sont l'indice d'un changement météorique prochain. On a observé que souvent l'hiver ils précèdent le froid ou le dégel. Mais le plus souvent, amenés par un vent de sud-ouest, ils s'amassent en *cirrho-stratus* et se résolvent en pluie.

Les *strato-cumulus* du matin amènent fréquemment une

pluie abondante ; cependant, avec la chaleur du jour, il n'est pas rare de les voir se dissiper par dissolution. D'autres fois, après une matinée claire, mais humide, des cumulus se forment, puis s'allongent en *cumulo-stratus*, et la pluie commence.

Chacun a pu voir de la pluie tomber d'un ciel sans nuage. Ce phénomène a lieu quand des vapeurs viennent à se condenser et à se résoudre immédiatement en gouttes, sans avoir passé par l'état vésiculaire.

A certaines époques les gouttes de pluie se congèlent dans leur passage à travers un air froid et tombent en *giboulées* ou se solidifient au contact du sol froid qu'elles couvrent de *verglas ;* c'est alors le commencement d'un dégel.

Les vapeurs vésiculaires des nuages, congelées dans l'atmosphère, donnent naissance, quand l'air est calme et très-froid, aux belles cristallisations de la *neige* et à des flocons irréguliers, volumineux, d'une cristallisation confuse, si l'air est agité et d'une température peu au-dessous de zéro.

Quant au phénomène de la formation de la *grèle*, il offre une coïncidence remarquable avec ceux de l'électricité. C'est dans la saison chaude que la grèle exerce ses ravages, en donnant des grélons dont le volume varie de celui d'un pois à celui d'un œuf de poule et au delà. L'hiver, la grèle est fort rare et ses grains s'éloignent à peine de la grosseur du grésil. On a observé que quand des nuages d'une teinte ardoisée au centre, d'un gris cendré dans leurs contours sont surmontés d'autres nuages d'une blancheur éblouissante d'où s'échappent de longs filaments dressés vers l'espace, on peut s'attendre à voir de cet appareil orageux tomber la grèle. Quelquefois ces nuages font entendre préalablement un certain cliquetis comparable au bruit du roulement d'une charrette sur un chemin pierreux. C'est ordinairement à la suite de ce phénomène que tombent les énormes grêlons armés de pointes qui causent le plus de ravages dans nos campagnes.

La *pluie* se forme aux dépens des vésicules des nuages, quand il résulte de leur agglomération des gouttes que l'air ne peut plus tenir suspendues. C'est ce qui a lieu souvent lorsqu'un nuage est abordé par un courant d'air froid, ou à mesure qu'il se condense en faisant route vers des climats moins doux. Quand par cette condensation de la vapeur les gouttelettes ont acquis un certain volume et un poids qui les entraîne, elles tombent sur la terre, s'accroissant en route du produit de vapeurs nouvelles. Ainsi les gouttes sont d'autant plus volumineuses qu'elles tombent d'une plus grande hauteur, d'où résulte aussi que le fond d'une vallée reçoit plus d'eau que les montagnes qui la dominent. Cette différence peut être extrêmement marquée, comme on le voit pour Besançon dans le tableau qui suit.

Au reste, la quantité d'eau versée par les pluies est très-variable, suivant les latitudes, les saisons, la position des lieux relativement aux mers.

En général, les pluies sont d'autant plus fréquentes qu'elles sont moins abondantes. Tel lieu de la terre où il pleut par tous les vents, ne reçoit, dans toute l'année, qu'une somme d'eau bien inférieure à celle qui, dans une seule saison, tombe entre les tropiques. En effet, ces dernières régions ont à subir souvent, après des hivers excessivement secs, des pluies effroyables d'été ou de printemps. Plus la latitude est élevée, moins on observe de ces alternatives régulières de saisons sèches et pluvieuses; plus aussi, en général, le produit annuel des pluies diminue.

On sait d'ailleurs que la fréquence des pluies dans chaque climat varie beaucoup avec la direction des vents, avec la forme et les reliefs des terres. La prédominance des pluies de sud-ouest dans nos climats occidentaux est suffisamment expliquée par la disposition relative des terres et de l'Atlantique.

La quantité annuelle de pluie qu'un lieu reçoit, peut être aisément mesurée à l'aide d'un *pluviomètre*, instrument qui, dans sa forme la plus simple, consiste en un entonnoir horizontalement fixé, débitant par son tube l'eau destinée au mesurage. Les dimensions de l'embouchure étant connues, en additionnant les produits on a la quantité d'eau tombée sur cette surface déterminée. Donnons quelques exemples indiquant la hauteur moyenne annuelle des pluies observée sur différents points de l'Europe :

Lieux.	Altitudes. mètres.	Hauteur des pluies. mètres.
Paris (Observatoire)	65	0,564
Rouen	39	0,864
Brest	40	0,977
Nantes	40	1,051
Bourges	156	0,517
Poitiers	118	0,581
Bordeaux	18	0,775
Toulouse	198	0,582
Montpellier	30	0,809
Sorèze (Tarn)	500	1,266
Marseille	29	0,509
Joyeuse (Ardèche)	147	1,318
Lyon	194	0,780

Lieux.		Altitudes. mètres.	Hauteur des pluies. mètres.
Besançon	Faculté des sciences	250	1,132
	Mont Brégille	442	0,605
Dijon		246	0,687
Mulhouse		229	0,754
Strasbourg		144	0,681
Metz		182	0,689
Lille		25	0,685
Londres		8	0,554
Édimbourg		88	0,622
Bruxelles		59	0,715
Bergen (Norvége)		—	2,250
Pise		—	1,245
Florence		64	0,915
Rome		29	0,784
Gibraltar		—	0,724

Sources.

La théorie de la formation des sources est facile à concevoir. Admettons un instant que la quantité d'eau annuelle que nous donne l'atmosphère soit de 1 mètre de hauteur sur 1 mètre de surface. Il s'ensuit que 1 are de terrain recevrait 100 mètres cubes d'eau par année. Sans contredit, jamais les toits des maisons ne sont disposés de manière à rendre aux citernes une pareille proportion d'eau. Les petites pluies, les courtes averses suffisent à peine à l'imbibition des tuiles ; l'intervention des courants d'air et de la chaleur enlève au réservoir une notable partie de ce qu'il attendait.

Au lieu de cela, si nous avions sur le sol même une surface d'un are bien bétonnée, imperméable, inclinée vers le réservoir souterrain ; si surtout elle était revêtue de sable, de terre et de gazon, il se pourrait que nous eussions à recueillir au moins les quatre cinquièmes des eaux, c'est-à-dire 80 mètres cubes, soit 219 litres à dépenser journellement. La même opération faite sur un hectare, suffirait ainsi à l'alimentation d'une source donnant 15 litres à la minute.

Dans la nature, une multitude de causes accidentelles font varier ce résultat ; mais au fond, le mode d'alimentation des sources n'est pas différent.

Si la surface du sol est peu pénétrable, l'eau ne peut qu'en suivre les pentes et s'écouler torrentielle ; mais ordinairement, cette surface altérée par les phénomènes atmosphériques, ameublée par le temps ou par la culture et couverte de végétation, absorbe aisément l'eau pluviale, qui tend à descendre à travers les roches poreuses ou fracturées jusqu'à la rencontre d'une couche argileuse ou rocheuse imperméable. Là, faisant nappe et soumise à toutes les allures de son lit souterrain, elle en suit les pentes jusqu'à ce qu'elle puisse prendre jour dans quelque partie basse des terres.

On comprend, d'après cela, combien la connaissance de la nature des terrains stratifiés, de leur mode de superposition et des accidents qu'ils ont pu subir est nécessaire pour indiquer la profondeur et la direction probables d'un cours d'eau souterrain.

Dans les formations qui sont restées à peu près horizontales ou simplement ondulées, sans dislocations, il suffit de connaître l'étendue d'un bassin, sa forme, ses pentes et la quantité des pluies qu'il reçoit pour estimer approximativement la valeur de la source qui doit en émaner. Cette connaissance, mise à profit par les sourciers avec plus ou moins de mystère et d'adresse, est tout l'art qui frappe l'imagination des personnes absolument étrangères à la géologie.

Mais ce qui se passe dans les terrains réguliers reçoit difficilement son application dans les terrains bouleversés par les révolutions du globe. Ici, rarement on trouve des couches imperméables longtemps continues, relevées en bassins capables de contenir de grandes nappes d'eau. Presque toujours les couches ont éprouvé des dislocations, et les eaux, engagées dans les solutions de continuité, peuvent prendre accidentellement leur point d'émergence loin des lieux où l'inclinaison générale semblait les conduire. En pareil cas, ce sont ordinairement de grandes lignes de fracture avec discordance accidentelle du niveau des bords, en un mot ce sont des *failles* qui déterminent le mieux les courants. Nous avons vu que des fentes étroites ont pu devenir à la longue des souterrains pour le passage de puissants cours d'eau, et même par l'écroulement des plafonds, des vallées pour leur écoulement ultérieur.

Dans tous les cas, de même qu'on voit à l'air libre de petits cours d'eau se réunir pour en former de plus considérables, de même souterrainement une ramification de conduits charrie les eaux infiltrées, et le tronc de ramification qui les reçoit aboutit à une *source*.

Il arrive souvent que cette source n'est pas apparente, qu'elle est cachée sous des éboulements, qu'elle passe dans le sol à quelque profondeur, et qu'elle va sourdre inconnue au niveau ou dans le lit des rivières ; mais il est rare qu'à l'aide de la connaissance exacte du terrain l'on ne parvienne à déterminer le parcours avec quelque certitude, et que des travaux bien dirigés ne mettent la source à découvert dans un point d'où elle puisse recevoir une utile distribution.

Il arrive parfois dans les terrains peu tourmentés qu'une nappe d'eau souterraine, emprisonnée entre deux couches imperméables, est alimentée à distance par des eaux plus élevées qui exercent sur elle une certaine pression. Alors, quand on perce la couche supérieure, l'eau s'échappe par le trou de sondage et s'élève nécessairement à la hauteur des eaux qui, à distance, entretiennent la pression. C'est ainsi que se font les puits dits *artésiens*, ainsi nommés, parce que en France ils ont d'abord été pratiqués dans l'Artois. De longue date ils paraissent avoir été connus des Chinois et des Arabes.

Accidentellement la nature nous offre des sources analogues. L'émergence de beaucoup d'eaux chaudes minérales notamment ne saurait être attribuée à un simple écoulement d'eau sur des pentes souterraines. A l'exception des cas où la pression gazeuse intervient, il est évident que c'est une pression incessante exercée par une colonne d'eau à de grandes profondeurs qui les ramène par un autre trajet à la surface de la terre.

Température des sources. Tant qu'elles appartiennent à l'atmosphère, les eaux pluviales peuvent varier de température avec les saisons, les mois, les jours et pour ainsi dire à chaque instant, selon le vent qui souffle. Mais aussitôt qu'elles appartiennent au sol, c'est le sol qui règle leur température.

Il est cependant beaucoup de sources qui n'échappent qu'en partie aux influences extérieures, qui, trop fraîches l'hiver, ne le sont pas assez dans la saison chaude et varient en un mot avec le temps, tandis que d'autres semblent se montrer insensibles à tout ce qui se passe dans l'atmosphère. Enfin, nous en voyons apporter des entrailles du globe une chaleur voisine de celle de l'eau bouillante; cherchons à quoi tiennent ces différences : nous verrons que c'est une simple question de profondeur.

La terre a sa chaleur propre, intérieure; c'est un fait mis hors de doute. Mais de plus elle reçoit celle du soleil, plus ou moins suivant le temps et les saisons; d'où résulte que ses couches superficielles sont soumises aux causes extérieures de variations.

On a observé qu'à une profondeur de quelques décimètres l'influence des heures est très-sensible, et qu'il faut aller jusqu'à 6 décimètres pour trouver une moyenne de température de toutes les heures de la journée. Il suit de là qu'une eau qui n'aurait pénétré que jusqu'à 6 décimètres, nous donnerait bien la moyenne de température de la journée, mais ne serait pas exempte de variation d'un jour à l'autre.

Continuons. A 3 mètres s'établit la moyenne mensuelle, c'est-à-dire la moyenne de tous les jours du mois. A 10 mètres la température s'écarte déjà peu de la moyenne de l'année; enfin, à 28 mètres, dans les caves de l'Observatoire de Paris, le thermomètre indique invariablement 11°,7.

Telle est, du moins sous la latitude de Paris, la profondeur à température constante. En d'autres termes, c'est là que la terre se tient en équilibre de chaleur avec l'air de la région. Comme en général les sources ordinaires d'eau potable ont parcouru des profondeurs d'au moins 10 à 40 mètres, qu'elles ont ainsi circulé dans la zone à température à peu près permanente, on a considéré ces sources comme exprimant assez bien la température moyenne annuelle de l'air de la contrée. Mais que d'exceptions cette règle n'a-t-elle pas à reconnaître! Nous avons déjà vu que des eaux, par l'insuffisance de profondeur de leur parcours, peuvent varier plus qu'il ne convient à de bonnes sources; et même, en supposant des profondeurs assez considérables parcourues, il peut arriver que la rapidité du trajet soit telle dans des formations caverneuses très-accidentées, que l'eau n'ait pas eu le temps de se mettre en équilibre de température avec les terrains traversés. Lorsque nous aurons à nous occuper de la qualité des eaux, nous verrons que l'hygiène estime beaucoup, non sans raison, une certaine constance de température des sources. Quant aux eaux thermales ou chaudes, c'est-à-dire celles dont la température est notablement au-dessus de la moyenne ordinaire du climat, évidemment c'est aux profondeurs mêmes du globe qu'il faut demander la cause de leur calorification. Quelques hydrologues ont vu là le résultat de combustions souterraines accidentelles, de réactions diverses; mais dans un cas comme dans l'autre on aurait vraiment peine à comprendre l'invariabilité de température, assez bien constatée dans la plupart de ces sources, depuis qu'on les soumet à une exacte observation. Tout nous dit que, si par exception, quelques-unes ont pu varier, ce n'est que par suite de mélange avec des eaux superficielles ou de tremblements de terre qui, modifiant les trajets, auraient facilité ou ralenti l'ascension des eaux.

Mais à quoi bon chercher ailleurs que dans la chaleur initiale du globe — chaleur qui de nos jours, il est vrai, a encore quelques pertes lentes à subir, ne fût-ce que par l'écoulement des sources chaudes et les éruptions des volcans — à quoi bon chercher ailleurs les causes de la thermalité des eaux? Il est constaté par une foule d'observations qu'au delà de la zone où la température se maintient, comme nous l'avons vu, à peu près à 11 degrés dans nos climats, la chaleur terrestre augmente à mesure que l'on s'enfonce plus profondément. Cette augmentation, un peu variable selon les lieux observés, est estimée en moyenne à 1 degré pour 30, et suivant d'autres pour 40 mètres.

Si donc, partant de 11 degrés, température normale, nous voulons estimer la profondeur d'où émane une source à 25 degrés, c'est-à-dire ayant augmenté de 14 degrés, il nous est permis de présumer que la profondeur est de $14 \times 30 = 420$ mètres, plus 30 mètres de couches superficielles, en tout 450 mètres; en supposant toutefois que l'ascension des eaux se soit faite verticalement, qu'elles n'aient pas eu à se refroidir en s'égarant à distance. Un calcul analogue, appliqué à toutes les températures, nous rend compte aisément des profondeurs qui probablement correspondent à ces températures.

Assez généralement on a observé que les eaux thermales, exception faite des rares accidents dont nous venons de parler, conservent en tous temps non-seulement leur constance de température, mais aussi la constance de leur débit. Ces deux faits, rapprochés l'un de l'autre, semblent avoir une haute signification. Pour bien comprendre cette régularité, il suffit d'admettre que ces eaux, pressées d'une part comme dans les puits artésiens, ont eu, avant de se relever, tout le temps de prendre la température de la zone profonde; qu'en tout temps aussi la possibilité d'alimentation est supérieure à celle de la dépense. Une augmentation de débit, un appel trop rapide aux eaux froides d'alimentation, s'il n'y a pas quelque grand réservoir souterrain, pourrait accélérer trop le passage et amènerait non-seulement une diminution notable de température, mais encore un affaiblissement de la richesse minérale des eaux.

Il est assez vraisemblable que la plupart des sources chaudes, dans leur mode d'ascension, se rattachent ainsi à la simple théorie des vases communiquants et doivent être considérées comme des sortes de puits artésiens naturels. On ne saurait méconnaître aussi que souvent la pression gazeuse intervient, qu'une influence volcanique plus ou moins directe est évidente ; mais, dans ce cas, il nous semble qu'il ne faudrait pas trop compter sur l'invariabilité de température et encore moins sur celle du débit.

Quoi qu'il en soit, on est convenu d'appeler *griffon* le sommet du canal d'émergence par où la source chaude s'échappe plus ou moins vivement de la roche.

Nature des eaux.

Chacun sait aujourd'hui que l'*eau pure*, examinée dans sa composition élémentaire, est le résultat d'une combinaison des deux gaz : *oxygène* et *hydrogène.*

La proportion en *volumes* de ces gaz est ici facile à déterminer, soit par l'analyse à l'aide de la pile, qui, séparant les éléments de l'eau, entraîne au pôle positif un volume d'oxygène et au pôle négatif deux volumes d'hydrogène; soit par la synthèse, qui nous démontre qu'il faut un volume d'oxygène pour brûler deux volumes d'hydrogène en reconstituant l'eau. Comme on le voit, ces deux opérations inverses, qui se contrôlent l'une par l'autre, ne laissent aucun doute sur les rapports en volumes. Si donc nous représentons l'hydrogène par H et l'oxygène par O, la formule H^2O nous indiquerait en volumes la composition de l'eau.

Mais ordinairement on exprime cette composition en poids. Celui de l'hydrogène, qui est le plus léger des gaz, est beaucoup moins élevé que celui de l'oxygène ; la formule devient alors HO. H représente ici par convention la quantité 12,50 d'hydrogène, nécessaire pour former l'eau avec 100 d'oxygène.

Par d'autres opérations, et quand il s'agit d'exprimer en chiffres les rapports des deux gaz, on trouve que 100 parties d'eau renferment en poids :

Hydrogène	11,13
Oxygène	88,87
	100,00

Dans la nomenclature chimique HO est le protoxyde d'hydrogène. Ainsi considérée dans son état de pureté, l'eau est insipide, transparente, incolore, à moins qu'elle ne soit très-profonde ; elle prend alors une nuance glauque, c'est-à-dire blanc verdâtre plus ou moins prononcée.

Exposée à l'air, on sait qu'elle lui cède incessamment des vapeurs, d'autant plus que l'air est plus rapide et plus chaud. A la température de 100 degrés, sous la pression atmosphérique ordinaire, elle ne peut plus rester liquide ; elle bout et donne 1700 volumes de vapeur. On conçoit tout ce qu'une pareille expansibilité transmet de force motrice aux machines.

Au-dessous de 0 degré, température de la glace fondante, l'eau se solidifie, se prend en glace. C'est alors une véritable cristallisation qui se fait avec augmentation de volume. Aussi voit-on les vases qui la contiennent brisés s'ils sont trop pleins ou si leurs parois vont trop en se rétrécissant ; le même phénomène fait éclater les pierres dites *gélives* quand elles ont été pénétrées d'eau.

C'est à 4 degrés au-dessus de 0 que l'eau possède son maximum de densité. Aussi est-ce à cette température que le centimètre cube d'eau distillée pèse véritablement 1 gramme, notre unité de poids.

L'atmosphère diminuant de température à mesure qu'on s'élève, nous voyons sous l'équateur même les hautes chaînes revêtues de *neiges perpétuelles*. La limite inférieure de ces neiges s'abaissant nécessairement avec la chaleur moyenne propre à chaque latitude, nous pouvons considérer cette limite comme traçant une courbe qui descend de plus en plus en allant vers les pôles.

Vers l'équateur, la limite inférieure des neiges perpétuelles est à	4,800	mètres.
Vers le 20e degré de latitude à . . .	4,600	»
Vers le 45e, idem	2,550	»
Vers le 65e, idem	1,500	»
Vers le 70e, idem	1,050	»

Les éboulements qui dans la saison chaude se détachent au pied des neiges perpétuelles, les avalanches qui roulent et se précipitent dans les couloirs des chaînes élevées, entretiennent parfois d'immenses dépôts de neiges à demi-fondues qui se solidifient pendant l'hiver. Les *glaciers* qui en résultent, alimentés d'une part, fondant de l'autre, glissent dans ce renouvellement perpétuel sur le flanc des vallées qu'ils érodent; déposent, en se liquéfiant, ces remparts inférieurs de débris de roches connus sous le nom de *moraines*, et deviennent souvent l'origine de puissants cours d'eau.

La pureté absolue de l'eau n'existe guère qu'en théorie, car à peine ce dissolvant naturel a-t-il été en contact avec une foule de substances solides, liquides, gazeuses, atmosphériques ou terrestres, qu'il en entraîne déjà une certaine quantité dont l'analyse peut nous signaler la présence. L'eau s'aère et se minéralise ainsi plus ou moins, suivant la nature des milieux parcourus, leur empruntant souvent des propriétés nouvelles qui la rendent susceptible des emplois les plus divers.

L'étude des qualités des eaux ne saurait être faite sans qu'on distingue préalablement leurs conditions d'origine, de gisement et d'allure. Essayons d'en faire un classement général.

On peut les distinguer d'abord, quoique cette distinction n'ait rien d'absolu, en *eaux pures* et en *eaux minéralisées;* les premières atmosphériques, les deuxièmes terrestres.

Les eaux pures se rapprochant de l'eau qui, par distillation, a été dégagée de tout principe terreux, seraient ainsi celles que nous a livrées l'atmosphère, soit directement à l'état de pluie, soit indirectement par la fonte des neiges et des glaces.

Les eaux minéralisées sont toutes celles qui, indépendamment des principes gazeux ou autres qu'elles ont pu emprunter à l'air, se sont plus ou moins chargées des matières solubles de la surface ou de la profondeur du sol. Telles sont les eaux des citernes, des puits, des lacs et marais, des rivières, les eaux des sources ordinaires et les eaux minérales proprement dites, continentales ou marines.

Abordons-en l'étude, en suivant l'ordre indiqué ci-après :

Eaux pures ou atmosphériques . .	de pluie.	
	de neige.	
	de glace.	
Eaux minéralisées ou terrestres . . .	Potables ordinaires .	de citernes.
		de puits.
		de lacs.
		de rivières.
		de sources.
	Minérales	de sources.
		de mers.

Eaux pures. *L'eau de pluie*, par son origine et son mode de condensation, a, sans contredit, la plus grande analogie avec l'eau distillée ; et cependant elle n'est jamais d'une pureté absolue, car en traversant l'air, elle entraîne non-seulement un peu de ses principes gazeux, oxygène, azote, acide carbonique, mais encore ceux qui s'y trouvent accidentellement ; ainsi des traces d'acide azotique formé dans les orages, quelquefois un peu de carbonate ou d'azotate d'ammoniaque, des poussières diverses ; et au voisinage des mers, les sels qu'une sorte de pulvérisation des eaux marines par les vents a dispersés dans l'atmosphère.

Les brouillards qui s'étendent au-dessus des grands centres d'habitation, l'atmosphère fumeuse des villes manufacturières lui cèdent aussi des produits d'émanations souvent acides. Au-dessus de Londres on a constaté dans l'air la présence de traces notables d'acides sulfureux et sulfurique.

Mais il faut le dire, toutes ces matières accidentelles et surtout locales sont ordinairement en si faible proportion dans l'eau, que les pluies n'en sont pas moins considérées comme des eaux relativement pures, ne laissant pas de résidu sensible après distillation et pouvant servir d'un bon dissolvant dans beaucoup de préparations chimiques et pour une foule d'usages industriels.

Soumise à l'action de la chaleur, longtemps avant de bouillir, l'eau commence à perdre les gaz qu'elle avait entraînés. Si on les recueille sous une cloche graduée, il est facile d'en déterminer la nature et les proportions.

Eaux de neige et de glace. En se congélant, soit en neige, soit en glace, l'eau abandonne aussi les gaz qu'elle renfermait et de plus toute substance saline qu'elle aurait pu contenir; aussi se sert-on parfois de la congélation, soit pour obtenir de l'eau pure par la fonte de la glace, soit pour concentrer la partie du liquide qui échappe à la congélation. C'est par ce procédé, en enlevant les couches successives de glace formées sur les bassins salants des bords de la mer Blanche, qu'on arrive à une concentration de l'eau de mer, assez avancée pour qu'il ne reste plus qu'à l'achever par le feu dans des chaudières.

On sait aussi qu'un vin gelé, s'il est séparé de sa glace, en perdant ainsi une grande partie de son principe purement aqueux, arrive à un degré de richesse tout à fait anormal.

Les divers usages de la glace, notamment les mélanges réfrigérants qu'on en fait pour obtenir de très-basses températures (2 de neige et 1 de sel donnent — 21 degrés), sont vulgairement connus. Mais l'emploi qu'on en fait dans un but hygiénique ou médical réclame plus de précautions qu'on ne le pense généralement. On a pu s'en servir avec avantage à combattre des irritations locales, à tempérer certains états d'excitation des premières voies digestives etc. Il ne faut pas oublier qu'une application trop prolongée peut accélérer la mortification des tissus, qu'un emploi intérieur mal dirigé peut provoquer des réactions fâcheuses, une soif immodérée. Tout voyageur qui, fatigué l'hiver à travers les neiges, a eu l'imprudence une fois de s'en servir un peu largement pour se désaltérer, n'est pas tenté de renouveler l'expérience.

L'eau qui résulte de la fonte des neiges et des glaces est tout à fait désaérée. Très-propre à certains usages domestiques ou industriels, qui réclament avant tout la pureté, elle constitue une boisson fade et de mauvaise digestion. De plus elle est dépourvue des sels nécessaires à l'alimentation du système osseux. Là-dessus l'expérience de nos jours a tout à fait confirmé les prévisions de la théorie : elle a constaté que de jeunes animaux abreuvés exclusivement d'eau distillée, d'eau de neige ou de glace, deviennent bientôt rachitiques.

En mer il peut arriver qu'on n'ait à sa disposition que de l'eau distillée ; en ce cas il est d'usage au moins de l'aérer fortement par l'agitation avant de s'en servir.

Dans les régions montueuses élevées on doit ne livrer l'eau des glaciers et des neiges au bétail qu'après un parcours aussi long que possible et cascadé au contact de l'air et du sol.

Eaux minéralisées.

A la surface ou dans les profondeurs de la terre, l'eau, circulant au contact des substances minérales, agit comme un dissolvant naturel, empruntant aux roches des principes nécessairement variables selon leur composition ; en un mot, elle se *minéralise* conformément aux lieux parcourus.

Le plus communément elle contient de l'air, un peu d'acide carbonique, des sels surtout calcaires, quelquefois aussi à base de magnésie etc., sans en devenir impropre à servir de boisson habituelle. La présence de quelques-unes de ces substances, telles que l'air, l'acide carbonique et les carbonates en général, la rend au contraire plus stimulante et plus propre aux fonctions digestives. On ne lui donne le nom d'*eau minérale* que quand les substances étrangères y sont de telle nature et en telles proportions qu'elle cesse d'être employée aux usages ordinaires. Telles sont les eaux marines et des sources salées, les eaux dites *gazeuses*, *sulfureuses*, *salines*, *ferrugineuses*.

Exception faite de quelques-unes de ces eaux très-accentuées dans leur composition, où surabondent tellement certains sels qu'on peut comparer leurs effets sur l'économie à ceux que produiraient des doses équivalentes des mêmes sels sortis d'une officine, on peut dire qu'en général ces eaux ont un caractère médicamenteux très-complexe, parfois même assez difficile à déterminer, mais où néanmoins se montre un effet dominant. S'il est incontestable que les eaux calcaires fortifient le système osseux, que les eaux ferrugineuses alimentent le sang, assez généralement on voit les eaux granitiques favoriser les sécrétions. Sous ce rapport, l'homme est un peu comme la plante, qui prospère ou languit et refuse même de croître suivant les milieux, tellement, qu'elle sert souvent au naturaliste observateur à caractériser le terrain sous-jacent. Chaque race, selon qu'elle boit en quelque sorte du granit, du fer ou de la pierre à chaux, tire ainsi du sol qu'elle habite un cachet constitutionnel particulier. De là vient qu'un simple changement, non-seulement de climat comme on le croit vulgairement, mais plutôt de région minérale, peut devenir pour un malade le premier des traitements.

EAUX ORDINAIRES dites POTABLES. Une eau éminemment propre aux usages communs de la vie doit être bien aérée, limpide, agréable au goût, exempte d'odeurs. Elle laisse cuire aisément les légumes et permet un lavage facile en dissolvant bien le savon.

Hippocrate ajoutait qu'il faut préférer celles qui coulent des lieux élevés et du levant, qui ont des sources profondes, qui paraissent chaudes l'hiver et froides l'été. Hippocrate était un de ces hommes qui prévoient la science longtemps avant qu'elle parvienne à motiver ses théories.

Aujourd'hui, quand il s'agit de la nature des eaux, on ne peut plus se contenter d'observations générales; nécessairement c'est à l'analyse physique et chimique que nous empruntons nos plus sûrs moyens d'investigation.

Nous savons par l'analyse que dans l'eau la mieux aérée, la quantité d'air atteint à peine 1/25, au maximum 4 % du volume de l'eau. Cependant cette proportion suffit largement à la respiration des animaux aquatiques dont les organes sont appropriés au milieu où ils vivent. Il est vrai que cet air est plus riche en oxygène que celui de l'atmosphère, où 79 centièmes d'azote sont mélangés avec 21 centièmes d'oxygène. Dans l'eau, la proportion d'oxygène est de 32 % de l'air contenu; cela tient à une plus grande solubilité de l'oxygène. Ainsi l'air entraîné par l'eau est plus respirable que celui de l'atmosphère. Mais une foule de circonstances peuvent faire varier cette richesse d'aération. L'agitation avec l'air peut n'avoir pas été assez prolongée; souvent aussi le ralentissement des eaux les mieux aérées, leur stagnation au contact des matières organiques a singulièrement modifié la nature et les proportions des gaz. On voit alors le poisson venir à la surface humer l'air extérieur. Une pareille eau ne convient pas davantage à l'homme.

Ainsi les eaux sont très-diversement aérées selon leurs conditions de séjour et d'allure. C'est en étudiant ces conditions dans les citernes et les puits, les sources, les lacs et les rivières que nous allons nous rendre compte à ce point de vue des qualités relatives des eaux.

Citernes. On donne le nom de *citerne* à tout réservoir souterrain propre à recevoir et à conserver les eaux pluviales. Si les citernes étaient disposées comme celles dont nous avons déjà parlé, leurs eaux seraient incontestablement dans les meilleures conditions que ce genre d'approvisionnement puisse offrir. Reçues à la surface d'une pelouse bien entretenue, filtrées à travers une couche pierreuse où pourrait au besoin se trouver telle substance minérale qu'on aurait intérêt à voir figurer dans leur minéralisation, coulant sur un lit bétonné bien imperméable pour arriver dans un profond réservoir à température constante, elles pourraient être déjà considérées comme de bonnes eaux. Une dépense bien réglée et même, si la forme des terrains s'y prêtait, un écoulement continu, pourraient jusqu'à un certain point assimiler ces eaux à celles des sources.

Mais habituellement les eaux des citernes ne sont autre chose que le résultat du lavage des toits plus ou moins malpropres, surtout au voisinage des colombiers. Elles ont rarement une profondeur suffisante et souvent restent béantes au soleil. Un fond boueux de détritus organiques, où pullulent des myriades d'animaux, se met à certaines époques en fermentation et ces eaux deviennent des plus insalubres. Les toitures métalliques, de zinc et surtout de plomb, plus propres à l'œil que les toitures habituelles, et quelquefois les tuyaux de conduite, ne sont pas étrangers aux principes délétères que les eaux de citerne peuvent renfermer.

Puits. Les puits sont aussi des réservoirs souterrains, mais très-différents des citernes quant au mode d'alimentation. Il ne s'agit plus ici de parois bien cimentées pour éviter les fuites d'eau, mais au contraire d'un fond en communication tout à fait libre avec le terrain environnant, puisque c'est ce terrain même qui fournit la nappe d'eau dont le niveau paraît au fond du puits.

Dès lors on conçoit que la qualité des puits est extrêmement variable. Si la nappe d'eau s'établit à une profondeur suffisante, dans un terrain de nature convenable, inaccessible aux infiltrations malsaines dégagées des habitations, si surtout le puits plonge à la rencontre de quelque trajet souterrain d'une bonne source, il est évident que l'eau sera bonne, à condition toutefois qu'on en respecte la pureté, en la mettant à l'abri des causes extérieures d'infection. Personne n'ignore ce qu'à certaines époques de guerre et de peste ont eu à souffrir les meilleurs puits et par suite les populations.

Dans les cas les plus nombreux et pour les facilités mêmes du service, un puits est creusé et reste ouvert au milieu des habitations dans les circonstances les plus fâcheuses. La fraîcheur de l'eau peut en masquer l'insalubrité au moment du puisement, mais quand elle a pris la température extérieure, elle devient fade et souvent impotable. Conservée quelques jours dans une carafe fermée, au moment où on la débouche elle dégage une odeur marquée. Lorsque pour des analyses on fait la concentration de ces eaux sur le feu, à peine l'évaporation les a-t-elles réduites au tiers que déjà la plupart répandent une odeur insupportable.

Une autre cause ajoute le plus souvent à leur mauvaise qualité : c'est la présence du sulfate de chaux provenant des platras, qu'à la longue les décombres mêlent au sol autour des habitations. Les eaux deviennent ainsi *séléniteuses*, mauvaises pour la digestion, car le sulfate de chaux, qui ne s'absorbe pas, agit surtout en encrassant l'intestin. Ce sel a aussi l'inconvénient d'entraver l'amollissement des légumes par la cuisson, en formant avec divers acides organiques un composé calcaire insoluble et qui reste fixé dans le tissu qu'il durcit. De plus il nuit au lavage, en décomposant une certaine quantité de savon qu'il précipite et caillebotte en un savon calcaire. Chacun a pu constater cette réaction en essayant de se savonner les mains, qui restent comme emplâtrées dans certaines eaux de puits ; et souvent, en se faisant la barbe, on a médit du savon, quand l'eau seule aurait dû être suspectée. On peut pour ces usages externes améliorer l'eau de puits et même en général les eaux trop calcaires ou magnésiennes, en précipitant les bases terreuses à l'aide d'un peu de carbonate de soude.

En général, les eaux de puits mériteraient d'être bien examinées, surtout avant d'être employées en boisson. Il est permis de les suspecter, d'autant plus que chaque propriétaire, dans son amour des choses du crû, est enclin à considérer son puits comme un présent exceptionnel que lui a fait la nature. Oserons-nous dire, sans le nommer, que nous connaissons tel village, situé d'ailleurs dans d'excellentes conditions hygiéniques apparentes, où pendant le choléra l'effrayante facilité de transmission du fléau n'avait peut-être pas de cause plus réelle que des relations intimes qui s'établissaient souterrainement par la disposition inclinée des couches du sol, entre les fumiers et les puits les plus profonds ?

Les pays granitiques, c'est-à-dire massifs ou sans stratification, ne se prêtent guère à l'établissement des puits. On s'y abreuve assez communément d'eaux de sources. Est-ce à cela qu'ils devraient, en partie du moins, cette sorte d'immunité dont on s'accorde à dire qu'ils ont joui pendant l'épidémie ?

Lacs. En parlant ici des lacs, il est évident que nous avons d'abord à éliminer tous ceux dont la minéralisation s'éloigne trop sensiblement de celle des eaux potables ordinaires. On comprend que dans les régions volcaniques, des émanations reçues dans les eaux y restent plus ou moins en dissolution, que des eaux de lacs fermés, continuellement en rapport avec certaines substances très-solubles des terrains, s'en chargent d'une manière exceptionnelle. Il ne s'agit donc ici ni des *Lagoni* de Toscane avec leur acide borique, ni des petits lacs de l'Inde et du borate de soude (borax) qu'on en peut extraire, ni de cas analogues à celui du lac Asphaltite ou mer Morte, du fond duquel s'élève incessamment l'asphalte que les vents poussent sur les bords, et encore moins des grands lacs salés, en un mot, des *Caspiennes* de l'intérieur des Continents. Les lacs dont nous nous occupons ici sont les lacs d'eau ordinaire, collections plus ou moins vastes et profondes formées dans des dépressions de plateaux, de plaines, de vallées, et qui sont entretenues souvent par quelque source voisine ou par le passage même des rivières.

Les eaux de lacs peuvent être excellentes si leur origine est sans reproche, si l'encaissement est profond et surtout à bords abrupts exempts de plantes marécageuses ; alors ces eaux, suffisamment aérées, se dépouillent par un temps de repos de ce qu'elles pouvaient tenir en suspension. L'excès des matières terreuses dissoutes se précipite, et la profondeur même du lac est une occasion de rétablissement d'une certaine régularité de température. On n'a plus guère à craindre aujourd'hui l'infection que dans l'antiquité pouvaient contracter certains lacs chargés d'habitations lacustres.

Mais trop souvent il arrive que la collection est sans profondeur suffisante et que son étendue varie trop avec les saisons. Si dans les temps chauds le lac n'est plus qu'un étang, un marais, une mare où tout croupit et s'échauffe, et se met en réaction, la végétation peut y devenir luxuriante, mais la plupart des animaux aquatiques eux-mêmes commencent à souffrir dans cette eau corrompue. Inutile de dire que longtemps avant d'être arrivée à ce degré d'altération, elle est devenue dangereuse à boire. Avant de s'en servir, en cas de pénurie, au moins faut-il la désinfecter en la filtrant à travers le charbon et l'agiter violemment ensuite au contact de l'air pour lui rendre celui qu'elle a perdu. On peut aussi la débarrasser des gaz méphitiques au moyen de l'ébullition. Personne n'ignore la fâcheuse influence des marais sur la santé de l'homme, et que c'est à leurs émanations qu'il faut attribuer la plupart des fièvres intermittentes.

Rivières. Quand on dit que les eaux de rivières sont les mieux aérées, il est bien entendu qu'on réserve une part à de nombreuses exceptions ; car s'il est vrai qu'une eau courante, cascadée comme cela se voit dans les montagnes ; agitée sans cesse au contact de l'air, lui en prend tout ce qu'elle en peut dissoudre, il n'est pas moins vrai que ralentie dans les méandres des plaines, embarrassée souvent sur ses bords de débris d'une abondante végétation, échauffée par le soleil, altérée par toutes sortes de matières organiques en putréfaction, elle peut ne valoir pas mieux que celle des marais et ne rendre aux mers qu'une eau chargée de gaz insalubres. La puissance même du cours d'eau est, sans contredit, une cause de meilleure conservation, et cependant on voit, surtout dans les régions chaudes, beaucoup de grands fleuves qui, longtemps avant leur embouchure, ont cessé d'offrir une boisson supportable. Aussi, quand on n'en a pas d'autre à sa disposition, est-il d'usage au moins d'attirer les eaux souterrainement à distance dans quelque bassin où elles arrivent autant que possible épurées et tempérées à travers les terres, avant que des machines les élèvent pour en faire la distribution. Malgré toutes les précautions prises, ces eaux laissent souvent à désirer au point de vue de la température. Pour peu que le débit soit considérable et par suite le passage rapide dans les terres ou les sables, il est difficile de les rafraîchir l'été, de les réchauffer suffisamment l'hiver. Presque toujours elles s'éloignent trop de la moyenne que réclame une hygiène bien entendue.

Il faut aussi, dans cette estimation de la valeur des rivières comme eaux potables, tenir compte des conditions d'origine. Quand sur un sol peu perméable, mille petits affluents superficiels lavant les prairies, les tourbières, les villages, se sont assemblés pour la formation des ruisseaux et ceux-ci pour celle des rivières, l'eau sera bien aérée sans doute, mais par compensation altérée dans son origine, souvent colorée même et peu agréable au goût. Si le bétail s'en accommode, l'homme, infiniment plus délicat, soupire pour les eaux de sources.

Mais quand une partie des eaux pluviales a pénétré directement à fond dans un sol bien perméable, quand souterrainement un ruisseau, quelquefois même une puissante rivière a préparé son cours dans de bonnes conditions de température et à l'abri de toute infection, souvent à d'assez grandes distances de la source on voit la rivière conserver les caractères d'une excellente eau potable. Aux qualités de la source elle réunit alors celle d'une eau mieux aérée.

Sources. Enfin nous abordons les sources. On sait que leurs eaux, dès la plus haute antiquité, ont eu non-seulement le privilége d'être considérées comme les plus salubres, mais aussi d'être recherchées comme les plus agréables à boire. Les poëtes les ont chantées; on est allé jusqu'à les entourer d'une sorte de vénération. Ne serait-ce donc qu'un préjugé ? L'homme est sujet à erreur, mais l'humanité ne se trompe guère. Dans ses croyances traditionnelles on est toujours sûr de trouver tôt ou tard un fond de vérité. Voyons jusqu'à quel point la science lui donne ici raison.

Chose étrange, un moment on a pu croire, et quelques personnes sont encore dans cette opinion, qu'une eau est d'autant plus salubre qu'elle est plus exempte des sels ordinaires qu'elle emprunte au sol, en un mot qu'elle est plus pure. On oubliait que parmi ces sels il en est d'indispensables à la stimulation des voies digestives, qu'il en est d'autres qui sont l'aliment consolidateur du système osseux, et que les os qui en sont privés tournent au rachitisme, c'est-à-dire aux déviations par ramollissement. Cette erreur, dont on aurait voulu rendre la science responsable, vient peut-être de la confusion qui se fait vulgairement des divers usages de l'eau. Distinguons.

Oui, sans doute, il faut au chimiste un dissolvant d'une pureté absolue pour ses essais de laboratoire; aussi emploie-t-il ordinairement l'eau distillée. Par la même raison, pour éviter tout élément inutile ou compromettant pour le résultat dans une foule d'opérations industrielles, à défaut d'eau distillée on donne la préférence aux eaux de pluie, de neige, de glace; aux eaux de rivière autant que possible dépouillées de leurs sels. Pour le service des machines à vapeur on évite les eaux trop chargées, qui encroûteraient les chaudières.

Mais l'être organisé est une machine bien autrement complexe, à fonctions toutes différentes et qui est appelée à tirer bon parti de ce que lui offrent d'utile l'atmosphère et le sol. Aujourd'hui l'homme éclairé par la science a si peu de préjugés contre la minéralisation des sources, qu'il va partout avec une curiosité avide et dans l'intérêt de sa santé, cherchant le meilleur emploi qu'il peut faire des eaux les plus extraordinaires dans leur composition.

Les eaux potables ordinaires, avons-nous dit, doivent être bien aérées. Celles des sources en général le sont un peu moins que celles des rivières, mais par compensation l'air qu'elles renferment est exempt d'altération.

L'acide carbonique, tiré de l'atmosphère par les pluies, encore augmenté de celui que fournissent les fermentations spontanées à la surface du sol et souvent les émanations de la terre, est une des substances qui se trouvent le plus communément dans les eaux des sources et qui contribuent le plus à leur agréable sapidité. Dans les cavernes calcaires ouvertes, cet acide, en se dégageant du suintement des voûtes, laisse cristalliser du calcaire en stalactites; mais dans les trajets plus ou moins fermés, où l'eau circule ordinairement, l'acide carbonique en excès érode les parois calcaires et amène au point d'émergence du bicarbonate de chaux en dissolution.

On conçoit que dans les terrains *dolomitiques*, c'est-à-dire en même temps calcaires et magnésiens, qui sont beaucoup plus rares, les eaux entraînent en même temps des bicarbonates de chaux et de magnésie ; que dans les terrains *gypseux* elles renferment un peu de sulfate de chaux ; que dans les terrains *ferrugineux* elles deviennent plus ou moins ferrugineuses, et qu'au sortir des terrains *siliceux*, où elles ne trouvent à peu près rien à dissoudre, elles approchent de la pureté primitive des eaux pluviales.

On rencontre aussi parfois dans les eaux des sources ordinaires des traces de sels alcalins dont la présence, quand elle n'est pas due aux roches traversées, s'explique suffisamment par les résidus végétaux qui, à la surface du sol, auraient été lessivés par les pluies. Ajoutons, sans citer toutes les substances accidentelles de moindre valeur dont les traces peuvent encore être trouvées ici, qu'on a signalé dans toutes les eaux sortant de la terre la présence de l'iode en quantité infiniment petite, il est vrai, mais variable suivant les terrains. Ce précieux métalloïde, un peu partout disséminé, accompagne surtout le fer, et on le trouve principalement dans les sources émanant de l'*oolithe ferrugineuse* et de la *craie verte*. On accuse les eaux des terrains qui en sont à peu près dépourvus, de favoriser le développement des affections strumeuses et particulièrement du goître.

Ainsi, dans la préférence à donner aux sources pour la boisson habituelle on a, sans contredit, un grand choix à faire. Pour ne citer que les extrêmes, on peut dire qu'autant une bonne eau calcaire, à traces de fer et d'iode, convient aux sujets débiles qui ont à corroborer leur constitution, autant les eaux potables les plus pures, comme celles qui sortent communément des grès ou coulent sur les granites, conviennent par leur action dissolvante à tous ceux qui ont à favoriser dans leur économie un travail d'entraînement et d'élimination.

A ce point de vue il n'y aurait pas beaucoup de différence, il faut en convenir, entre certaines eaux *potables ordinaires* et beaucoup d'autres dites *minérales*, qui souvent même sont moins chargées et ne sont pas plus actives. On dirait qu'ici, comme partout, la nature se joue un peu des classifications humaines.

Analyse qualitative des eaux potables. Assez généralement les eaux ordinaires ne contiennent par litre que quelques décigrammes de principes minéralisateurs. Cependant on admet que celle des sources pour les usages habituels peut en contenir 1 gramme et plus par litre, soit un millième de son poids. Lorsqu'on évapore l'eau dans une capsule, il est aisé de se rendre compte du poids du résidu.

Mais la valeur des eaux étant toute relative aux usages auxquels on les destine, il est bon de connaître la nature et les proportions des différents sels contenus. Il faut ici recourir à l'analyse.

Cette analyse est dite *qualitative* quand il ne s'agit que de constater la présence de telle et telle substance dans l'eau, d'en conjecturer approximativement les proportions d'après l'intensité des effets produits par les réactifs ; elle est dite *quantitative* si l'opération a pour but de déterminer numériquement ces proportions.

Souvent on a distingué les eaux ordinaires en *douces* et *crues :* les premières peu sapides, à peine chargées de sels et conséquemment laissant peu de résidu à la distillation, très-propres à la cuisson des légumes et au savonnage ; les deuxièmes plus chargées de sels surtout calcaires, plus sapides et meilleures à boire, à condition toutefois que le sulfate de chaux n'entre pas trop sensiblement dans leur composition.

Les *réactifs*, auxquels on les soumet pour en faire l'épreuve qualitative, pour y signaler la présence de telle ou telle substance minérale, doivent avoir été dissous dans de l'eau distillée. Bien entendu aussi, on doit avoir disposé l'eau mise à l'essai dans autant de verres à pied qu'on a d'épreuves à faire.

1° Se propose-t-on d'abord d'estimer la quantité d'air contenue ? On peut, sans avoir recours au dégagement (p. 30), qui est, sans contredit, le moyen le plus certain, verser dans l'eau un peu de solution de *sulfate de protoxyde de fer* (vitriol vert). L'altération du sel ferreux, passant au contact de l'oxygène de l'air contenu, à l'état de sel ferrique avec excès de base qui se sépare, en un mot la teinte rouille qui se manifeste après un certain temps, est d'autant plus intense que l'eau est plus aérée.

2° La présence de l'*acide carbonique* et des *carbonates* est facilement signalée par quelques gouttes de *sous-acétate de plomb*, liquide (extrait de saturne). Le précipité de *carbonate de plomb*, qui se forme instantanément, blanchit l'eau d'autant mieux qu'elle est plus riche en acide carbonique libre ou en carbonate. Il est vrai que des sulfates peuvent concourir au précipité.

3° L'*acide sulfurique*, libre ou non, mais presque toujours à l'état de sulfate, apparaît dans ses moindres traces à l'aide du *chlorure de barium*, qui forme un précipité de *sulfate de barite*. Resterait à savoir avec quelle base était précédemment combiné l'acide sulfurique. S'il s'agit d'une eau ordinaire, on peut être à peu près certain que le sel est du sulfate de chaux.

4° Des *chlorures* de calcium, potassium et surtout de sodium peuvent se rencontrer en faible quantité dans les eaux ordinaires. Pour peu qu'il y en ait, l'eau traitée par une solution de *nitrate d'argent* donne au moins un nuage de *chlorure d'argent*.

5° Quant aux *bases métalliques* proprement dites, il est rare qu'on en ait à signaler ici ; mais leur présence peut être accidentelle. Dans ce cas, l'eau métallisée précipiterait par l'*acide sulfhydrique* ou par le *sulfhydrate d'ammoniac*.

6° Si c'est le *fer* qui concourt notablement à la minéralisation, l'eau traitée par le *tannin*, après un certain temps d'exposition ou d'agitation à l'air, devient d'un bleu noirâtre. Traitée par le *prussiate rouge de potasse*, elle donne immédiatement un beau précipité bleu.

7° Sur la plus grande étendue de la France et ailleurs, la plupart des sources étant devenues plus ou moins *calcaires*, au contact des roches de sédiment ou des dépôts d'alluvions, leur nature est facile à constater par l'*oxalate d'ammoniaque* qui précipite les sels de chaux.

Autres épreuves : les eaux *bicarbonatées calcaires* bleuissent la dissolution de bois de campêche. En perdant de l'acide carbonique, elles tendent à se troubler par l'ébullition. Même effet quand on y ajoute de l'eau de chaux.

8° Si elles contiennent un sel *magnésien*, l'*ammoniaque* précipite la *magnésie*.

9° Toutes les eaux naturelles, par cela même qu'elles

ont circulé plus ou moins de temps à la surface de la terre, renferment aussi quelque peu de *matières organiques*. Au moins faut-il que ces matières ne soient pas altérées ni en excès. On en constate la présence en faisant bouillir un peu du liquide suspect additionné de quelques gouttes de solution de *chlorure d'or*. Si le sel d'or est réduit par la matière organique, l'eau prend une teinte brune plus ou moins foncée.

Telles sont les principales épreuves auxquelles il est d'usage de soumettre les eaux potables dans les cas douteux, en ayant soin toutefois de verser goutte à goutte le réactif dont on proportionne la dose à l'effet à produire. L'intensité des réactions donne à l'expérimentateur exercé une idée approximative de la quantité de chaque matière précipitée. Elle suffit ordinairement à former son opinion sur la nature des eaux et conséquemment sur leur aptitude à tel ou tel emploi.

Nous avons vu que la présence des sels calcaires, à l'exception du sulfate, est aujourd'hui considérée comme avantageuse le plus souvent dans les eaux potables. S'il arrivait néanmoins que la proportion fût jugée trop considérable, comme cela se voit dans celles dites *incrustantes*, c'est-à-dire déposant leur calcaire par déperdition d'acide carbonique, il serait aisé d'y remédier. Il suffit de les laisser quelque temps exposées à l'air dans des bassins pour que l'excès du sel se dépose. Dans le Puy-de-Dôme et ailleurs, beaucoup de sources, notamment celles de Saint-Allyre sur le territoire de Clermont-Ferrand, entretiennent ainsi, à l'aide de leurs dépôts, l'industrie d'un moulage par incrustation.

Quand il s'agit d'un emploi industriel réclamant l'absence du calcaire, on peut traiter préalablement les eaux par de l'eau de chaux qui, faisant passer tout le bicarbonate à l'état de carbonate neutre insoluble, précipiterait ainsi le calcaire.

L'ébullition qui dégage l'acide carbonique en excès, et ensuite la clarification par le repos, donneraient à peu près le même résultat.

Mais quand il s'agit de la boisson, il est rare qu'il ne faille pas respecter les eaux de source telles que la nature nous les donne.

Eaux minérales.

D'après ce qui précède, il est évident qu'au point de vue de la composition seule, une distinction bien nette entre les eaux *minéralisées ordinaires* et les eaux dites *minérales* serait fort difficile à établir. On pourrait passer, par des nuances insensibles, des eaux pures à celles qui sont les plus chargées en principes médicamenteux. Il faut donc se résigner ici, comme souvent on le fait dans les sciences naturelles et surtout dans les sciences médicales, à saisir les caractères les plus susceptibles d'application. C'est ce qu'a fait un de nos hydrologues les plus distingués, M. J. Lefort. Avec lui nous dirons que les *eaux minérales* sont « toutes celles qui, en raison, soit de leur température bien supérieure à celle de l'air ambiant, soit de la quantité et de la nature spéciale de leurs principes salins et gazeux, *sont ou peuvent être employées* comme agents médicamenteux. » Cette définition, comme on le voit, emprunte un peu partout ses caractères et fait une grande part à l'usage même auquel on destine les eaux que quelques auteurs ont proposé d'appeler *médicinales*.

Origine et nature des eaux minérales.

Tout ce qui concerne l'origine et le mode de minéralisation de la plupart des eaux *minérales froides*, appartient à la partie explorée de la minéralogie, de la géologie, et trouve assez bien son explication.

Dans chaque région nous avons sous les yeux les terrains qui se montrent en affleurement à la surface du globe. Nous en connaissons la nature, la puissance et le degré d'inclinaison. En outre, la géologie nous enseigne l'ordre de superposition de la série sous-jacente, et ainsi, de la connaissance au moins présumée des milieux, nous pouvons déduire celle des eaux qui doivent en émaner, et réciproquement.

Dans les prairies tourbeuses, où des acides organiques sont en relation avec quelque minérai de fer ou simplement avec une roche ferrugineuse, on peut s'attendre à trouver dans les parties stagnantes une eau ferrugineuse plus ou moins *crénatée* et *bicarbonatée*, quelquefois de plus *manganésienne*. Si l'acide carbonique seul est intervenu pour la dissolution, soit qu'il vienne de la surface, soit qu'il émane des profondeurs, l'eau sera ferrugineuse bicarbonatée. Elle sera *sulfatée* si le grillage spontané de quelque pyrite ferrugineuse a permis la *sulfatisation*, mais alors l'acide carbonique disparaît.

La plupart des eaux sulfureuses sont thermales et *sulfurées sodiques* quand elles sont fournies par des terrains d'origine ignée. On s'accorde peu sur la nature des réactions qui leur donnent naissance. Celles qui appartiennent aux terrains stratifiés et qui sont généralement froides, sont plutôt *sulfurées calciques* et sont considérées comme résultant de l'action réductive de quelque matière organique sur le sulfate de chaux.

Tout naturellement les formations exclusivement calcaires nous donneront, comme nous l'avons déjà dit, les eaux *bicarbonatées calcaires*, et le bicarbonate de magnésie s'y joindra si la roche est dolomitique.

La grande formation du trias (marnes irisées et terrain salifère, muschelkalk, grès bigarré) nous donnera de même, selon la roche qui domine dans la minéralisation, tantôt une eau *salée* froide plus ou moins iodurée et bromurée, tantôt une eau *magnésienne*, tantôt une eau plus particulièrement *ferrugineuse ;* souvent une eau mixte, renfermant aussi quelque peu de sulfate de chaux et dont la minéralisation très-complexe est encore aisément expliquée par la variété même des terrains parcourus. Si les sels n'existaient pas tout formés dans la roche, on se rend assez bien compte des mutations qui ont pu les produire. On peut appliquer assez exactement ici l'axiôme de Pline l'ancien : « *Tales sunt aquæ qualis terra per quam fluunt.* »

Quant aux eaux dites *gazeuses*, estimées surtout comme eaux de table quand elles renferment des bicarbonates alcalins et quelques traces de fer, il est évident que l'acide carbonique dont elles sont surchargées, est une émanation d'origine profonde et que c'est lui qui est l'agent principal de la dissolution. Mais comment s'est-il formé lui-même ? quel est son véritable point de départ ? C'est ce que nous ne savons guère.

En général, le problème de la minéralisation est de plus en plus difficile à poursuivre, à mesure que nous approchons davantage du foyer terrestre où les matières premières sont encore à l'état de fluidité ignée. Aussi savons-nous peu de chose sur le mode de formation des eaux thermo-minérales qui, cependant, se relèvent bien loin encore du grand laboratoire incandescent. Ce qu'il y a de plus certain, c'est que, abstraction faite des accidents du trajet, les eaux les plus chaudes sont en général les moins minéralisées. Peut-être sont-elles relevées trop promptement pour avoir eu bien le temps d'agir, malgré leur haute température, une forte pression et l'électricité même à laquelle on a attribué un certain rôle. On voit que nous avons encore beaucoup à étudier.

Il ne s'agit plus ici de ces eaux qui, après avoir attaqué quelque partie soluble de la roche, avec ou sans intervention d'un acide, ont coulé sur des pentes souterraines et arrivent simplement au jour dans quelque partie basse des terres. Évidemment une pression, s'exerçant profondément, ramène les eaux thermo-minérales à la surface, et cette profondeur ne peut même pas être calculée exactement d'après la température, car beaucoup de trajets ascensionnels, au lieu d'être verticaux, de s'établir ainsi par le plus court chemin, peuvent s'égarer à distance et refroidir notablement les eaux, quand même elles ne seraient pas mélangées accidentellement d'eaux étrangères.

Le plus souvent l'émergence des eaux thermales se fait dans les vallées des pays très-accidentés, particulièrement vers les hautes chaînes des terrains massifs, plutôt que dans les terrains stratifiés ou de sédiment. Cette sorte de gisement au voisinage des formations éruptives, anciennes ou récentes, nous apporte un renseignement de plus sur le mode de calorification, mais ne suffit pas à nous éclairer sur le mode particulier de minéralisation. Comment se fait-il que des terrains à peu près de même nature élémentaire nous donnent ici, par exemple dans les Pyrénées, des eaux généralement sulfureuses; là, dans les Vosges, des eaux dépourvues d'acide sulfhydrique ou de sulfures alcalins; ailleurs, comme dans le massif d'Auvergne, des eaux alcalines bicarbonatées? C'est qu'évidemment il y a partout autre chose que la base soluble à considérer. Suivant les lieux, des courants gazeux acides très-divers font irruption dans les masses terrestres et font ainsi, pour les mêmes terrains, varier la minéralisation des eaux qui en émanent. Il résulte de là que, dans les cas si nombreux où les principes minéralisateurs des eaux ne préexistent pas, solubles et tout formés, ou prêts à se former entre éléments sur place, il y a une importante distinction à faire entre le rôle du terrain, qui consiste principalement alors à fournir des bases, et celui des acides dissolvants, dont l'origine peut être fort éloignée.

Si la considération du terrain seul pouvait suffire, sans contredit, Al. Brongniart, essayant sa classification *minéralogique* des eaux, basée sur celle des terrains mêmes, eût été dans le vrai partout, et l'hydrologie eût pu se vanter d'avoir, elle aussi, sa classification naturelle. Malheureusement cette classification rencontrait tant d'anomalies, tant d'exceptions, qu'il a fallu y renoncer. Il faut dire aussi que les renseignements qui existaient alors sur les terrains d'émergence des eaux n'étaient pas tous exempts de reproches. Aujourd'hui, des observations plus sévères, notamment celles qui sont recueillies par l'administration des mines, permettent d'espérer qu'on aura bientôt rectifié les erreurs ou comblé les lacunes qui existent encore dans la connaissance du véritable gisement de beaucoup d'eaux minérales. On reprendra peut-être alors avec plus de succès les essais de classification minéralogique. Néanmoins, de grandes difficultés existeront toujours.

On se trompe rarement sur la nature et la position des terrains de sédiment qui ont minéralisé la plupart des sources froides. Mais quand une eau plus ou moins thermale, originaire de terrains massifs, quelquefois même en relation avec des émanations de volcans, au lieu de trouver directement son émergence, a dû s'engager, avant de paraître au jour, à travers toutes sortes de terrains stratifiés ; quand elle a pu emprunter un peu partout de nouveaux éléments, sa caractérisation très-complexe peut devenir pour les classificateurs une grande cause d'embarras. La difficulté n'est pas moindre s'il s'agit de faire à chaque terrain sa part, et de bien déterminer celui qui a concouru le plus à la minéralisation.

RÉGIONS HYDRO-MINÉRALES. Cependant il faudrait se garder de croire qu'il existe ordinairement trop de pêle-mêle dans le grand laboratoire de la nature. On en trouverait plutôt dans nos théories, dont les jalons ne sont pas toujours bien plantés. Nous pouvons manquer de la connaissance parfaite du véritable état de certains milieux. Il n'en est pas moins vrai que ce sont les milieux qui font les eaux ; personne n'en doute. Chaque terrain se traduit si bien par les eaux qu'il fournit, qu'on a dû essayer plus d'une fois d'établir des cartes de régions hydro-minérales. Voici la distribution que l'*Annuaire des eaux minérales* a donnée pour la France.

La *première région* ou du *massif central*, est étendue du nord au sud, entre Avallon et le Vigan ; de l'est à l'ouest, entre le Rhône et Confolens. Elle comprend ainsi tous les départements formés du grand massif d'Auvergne et de ses dépendances, des Cévennes, du Morvan. Cette région granitique est pénétrée presque partout de produits de volcans éteints. A son pourtour elle plonge sous des terrains stratifiés de différents âges, qui s'avancent sur elle dans les grandes vallées. Ses sources minérales sont extrêmement nombreuses ; la plupart sont caractérisées par la présence de l'acide carbonique, des bicarbonates et des chlorures alcalins.

La *deuxième région* ou du *groupe des Pyrénées*, est formée principalement de l'axe de cette grande formation massive et des rameaux qui s'en détachent au nord-est ; accessoirement des terrains sédimentaires qui s'appuient dans les départements riverains sur les flancs de la chaîne. Les eaux dominantes et vraiment caractéristiques de la partie la plus montueuse de la contrée sont les sulfurées sodiques, en très-grande abondance. Viennent ensuite les salines mixtes et des ferrugineuses. On y trouve aussi des sulfurées calciques et même quelques sodiques bicarbonatées.

La *troisième région*, *groupe des Alpes et de la Corse*, a ceci de remarquable qu'elle offre à peine quelques sources minérales dans sa partie massive. Mais par compensation, les terrains stratifiés qui en garnissent les flancs sont riches en eaux principalement sulfurées calciques, chlorurées sodiques, sulfatées et chlorurées magnésiennes, où figurent notablement l'iode et le brôme.

La *quatrième région*, *du Jura*, *des collines de la Haute-Saône et du massif des Vosges*, est formée de terrains très-divers. Elle comprend toute la série des formations du groupe oolithique et celles du trias, qui s'appuie à gauche du Rhin, sur le massif granitique des Vosges, comme il s'appuie à droite sur le massif granitique de la Forêt-

Noire. Une région, formée d'éléments aussi distincts, renferme nécessairement des eaux très-différentes : bicarbonatées, sulfatées, mais principalement chlorurées sodiques, à richesse variable et plus ou moins bromurées. Les ferrugineuses y abondent. Les sulfureuses sont rares.

La *cinquième région*, *des Ardennes et du Hainaut*, n'appartient qu'en faible partie à la France. Ses eaux les plus célèbres, gazeuses, ferrugineuses, salines, sulfureuses : Selters, Spa, Aix-la-Chapelle, sortent du terrain de transition ou du terrain houiller.

La *sixième région* comprend tout le massif déformé du nord-ouest de la France, principalement composé de roches cristallines anciennes. Elle est très-peu riche en sources minérales, la plupart ferrugineuses.

La *septième* et la *huitième région*, nord et midi, formées de tout ce qui enveloppe les précédentes, c'est-à-dire des parties non massives, de celles qui sont moins montueuses ou simplement ondulées ou en plaines, comprennent ainsi la plus grande partie des bassins du territoire français. Elles sont composées de terrains sédimentaires, ne descendant pas dans l'ordre de superposition au delà du lias. On y trouve quelques eaux sulfurées au contact des gypses tertiaires, des sulfatées et surtout des ferrugineuses.

On conçoit que des régions aussi largement distribuées, où malgré la prédominance d'un terrain l'unité de caractérisation n'est jamais complète, n'offrent pas toujours des distinctions bien nettes dans la nature des eaux. Il n'est même pas rare de trouver côte à côte, dans une même station, des sources tout à fait dissemblables. On remarque surtout cette apparente anomalie quand des terrains massifs ou à eaux thermales ont une enveloppe de terrains stratifiés. Ainsi, à Luxeuil on voit des eaux chaudes légèrement salines, relevées des terrains granitiques profonds où elles ont puisé leur température, à côté des eaux ferrugino-manganésiennes qui émergent latéralement des strates du grès bigarré. En pareil cas, les distinctions d'origine sont plus ou moins faciles à établir, quoique existant toujours. Sans sortir de France, on rencontre beaucoup de stations où des eaux différentes, bien administrées, peuvent concourir aux bons résultats d'un même traitement. Malheureusement il arrive trop souvent que des malades, attribuant à tout ce qui sort d'un même lieu la même vertu, établissent à leurs risques et périls une fâcheuse confusion.

Caractères physiques des eaux minérales. Que dire de la *couleur* et du plus ou moins de *limpidité*, de l'*odeur*, de la *saveur*, de la *densité*, et si l'on veut de l'*onctuosité* des eaux minérales? Ces caractères sont variables à l'infini avec la composition des eaux, avec leur richesse en principes minéralisateurs, avec les réactions qu'elles peuvent subir quand elles sont exposées à l'air. Dans le sol elles étaient en voie de composition; dans l'atmosphère, beaucoup tendent à se décomposer. Ce sont des réactions toutes différentes et qui peuvent évidemment modifier, comme on l'a dit, l'état électrique.

S'il arrive que l'eau ait entraîné quelque matière non dissoute, il n'est pas moins évident qu'elle pourra varier de limpidité, de couleur même, suivant la nature de la matière en suspension. Si un acide gazeux, comme l'acide carbonique, a été l'indispensable agent d'une dissolution, le dégagement d'une partie de l'acide laissera se former un précipité. S'il s'agit d'une de ces eaux sulfureuses très-sensibles à l'action de l'oxygène et de l'acide carbonique de l'air, l'eau blanchira ou prendra une teinte opaline plus ou moins rapidement par la précipitation d'une partie du soufre.

L'odeur, très-caractéristique dans certaines eaux, où elle rappelle franchement celle de l'hydrogène sulfuré, quelquefois celle du bitume, est assez ordinairement nulle. La saveur, si elle est marquée, est plus ou moins celle des sels dissous. Quant à la densité, comparée à celle de l'eau pure, elle augmente nécessairement avec la proportion de ces sels.

On a attribué l'onctuosité de beaucoup d'eaux minérales à des causes très-diverses, variables suivant les lieux ; le plus communément à la présence d'une matière organique, dont l'origine et l'état ont donné lieu à plus de conjectures que nous n'en pouvons exposer ici.

La matière organique de décomposition, si l'on peut s'exprimer ainsi, que peuvent renfermer les eaux supérieures froides, est évidemment telle que le sol la lui a livrée. Mais celle qu'on trouve en dissolution dans les eaux thermales, la *glairine* (barégine, luchonine, thermaline etc.), semble avoir éprouvé sous l'influence de la chaleur et de réactions peu connues une modification qui la rend essentiellement propre à s'organiser. Quand beaucoup d'eaux thermales ont été exposées à l'air, on ne tarde pas à voir s'y former des flocons glaireux et avec le temps des *algues*, par le groupement des cellules organiques en fils, en tubes, en lames.

On a constaté que la glairine, en s'organisant, entraîne de préférence certains principes minéralisateurs des eaux, notamment l'iode. Aussi a-t-on souvent utilisé les algues thermales et quelques boues organiques tirées des eaux à plus d'une forme de traitement.

Certaines algues sont communes à toutes les eaux ;

d'autres, empruntant pour leur constitution telle ou telle substance, on comprend que leur présence puisse ainsi devenir caractéristique de la nature même d'une eau minérale. Ainsi la *sulfuraire* est une des conferves signalées par M. Fontan dans les eaux sulfureuses des Pyrénées.

Classement des eaux.

Nous avons déjà vu qu'il faut ajourner, quoique à regret, toute classification des eaux minérales d'après la nature des terrains qui les fournissent.

Mais en considérant leur emploi, au moins serait-il à désirer qu'on en pût faire une classification thérapeutique, c'est-à-dire prise au point de vue de l'action physiologique et curative. Ici nous ne sommes pas plus heureux ; nous manquons encore de données assez précises, malgré les études nombreuses, malgré les monographies publiées sur chaque station ; quelquefois même, osons le dire, à cause de plus d'une de ces publications, où l'engouement de l'auteur l'entraîne à considérer son eau comme la meilleure panacée universelle. Ajoutons qu'une classification exclusivement thérapeutique, si bien fondée qu'elle puisse paraître, aurait aussi l'inconvénient d'être soumise à l'instabilité des doctrines médicales régnantes.

Ce qui a véritablement progressé en thérapeutique et notablement depuis un certain nombre d'années, c'est la connaissance approfondie non-seulement de la nature, mais des propriétés des matières premières dont elle fait usage. En classant les eaux minérales suivant les matières contenues, nous avons donc au moins une base scientifique certaine.

A ce point de vue on s'est d'abord contenté de certains

caractères d'ensemble qui avaient, sans contredit, le mérite de simplifier les choses, d'établir de grands groupes. Citons un exemple ; on divisait les eaux en : 1° *acides non gazeuses ;* 2° *acidules gazeuses ;* 3° *salines ;* 4° *ferrugineuses ;* 5° *sulfureuses.*

Ce procédé un peu sommaire de caractérisation pouvait suffire pour des eaux *salées* proprement dites et aussi pour des eaux nettement sulfureuses ou nettement ferrugineuses. Mais que pouvait-on désigner sous ce nom général d'*eaux salines?* Toutes les eaux le sont plus ou moins, dès qu'elles ont été en relation avec les masses minérales. Toutes renferment au moins quelque peu d'un ou de plusieurs *sels* en dissolution. Ainsi considérées, les eaux même ferrugineuses ou sulfureuses, si bien caractérisées d'ailleurs, seraient aussi des eaux salines. On voit que cette expression dit trop ou ne dit rien. Elle tendrait à confondre les eaux les plus dissemblables de composition et d'usage.

Malgré son insuffisance, mais à cause des avantages mêmes de sa grande simplicité, cette classification était admise par tous les auteurs les plus éminents qui se sont occupés d'hydrologie. Fourcroy, Bouillon-Lagrange, Alibert, Patissier, Soubeiran ; MM. Guibourt, Boutron-Charlard, et plus récemment MM. Pétrequin et Socquet ; encore aujourd'hui la plupart des médecins l'ont à peu près acceptée avec plus ou moins d'amendements.

L'*Annuaire des eaux minérales de la France* et plus récemment les auteurs du *Dictionnaire général des eaux minérales* (MM. Durand-Fardel, Le Bret, Lefort, J. François), se fondant sur une interprétation chimique plus approfondie de la nature des eaux, ont proposé des classifications beaucoup plus scientifiques, sans contredit, et plus avancées. Mais voyez l'imperfection des choses humaines! En faisant surtout la part des quantités relatives, en acceptant comme principal caractère la *prédominance* de telle ou telle combinaison saline, on s'expose quelquefois pour quelques milligrammes en plus d'une matière insignifiante, à méconnaître une caractérisation plus importante due à la présence d'une moindre quantité d'un agent beaucoup plus énergique dans ses effets.

On ne saurait nier que le mode d'activité d'une eau minérale soit une conséquence de son état matériel, physique et chimique; mais nos moyens d'investigation peuvent être si faibles en présence d'une foule d'agents réels et de phénomènes qui nous échappent, que nous serons réduits encore longtemps à réserver une part à l'inconnu.

Néanmoins, en donnant un tableau indicateur des eaux minérales signalées en France et à l'étranger, nous nous conformerons aux règles établies dans le *Dictionnaire général des eaux*, et qui est incontestablement le répertoire le plus complet que nous possédions jusqu'à ce jour en hydrologie. Voyons d'abord comment on peut arriver à établir ces règles.

Aujourd'hui chacun sait qu'on partage la série des corps simples qui nous sont connus en *métalloïdes* et en *métaux*, quoique cette distinction n'ait rien de bien absolu. Parmi les propriétés des métalloïdes il en est une fort intéressante pour nous, c'est celle de fournir les acides énergiques et conséquemment les agents d'attaque des métaux qui, de leur côté, donnent principalement des bases pour la formation des sels.

Le rôle des acides ou des corps qui les produisent est d'être ainsi des agents minéralisateurs, et à ce titre on peut leur accorder le premier rang pour établir des classes dans toute classification où l'on tient d'abord à bien exprimer le mode et l'état de minéralisation des eaux.

Dans ce système il faudrait à la rigueur accepter autant de classes qu'il y a d'agents de dissolution ou d'acides dissolvants dans la nature. L'observation nous enseigne que ceux qui agissent ordinairement sont les acides :

Carbonique.	Bromhydrique.
Arsénieux ou arsénique.	Chlorhydrique.
Phosphorique.	Iodhydrique.
Silicique.	Sulfhydrique.
Sulfurique.	

En tenant compte au moins de ceux-là, il faudrait admettre des classes d'eaux : carbonatées, arséniatées, phosphatées, silicatées, sulfatées, bromurées, chlorurées, iodurées, sulfurées. Ce serait bien faire, surtout au point de vue de la spécialisation thérapeutique et de l'utilité de la plupart des eaux. Mais que deviendrait la règle de la *prédominance?* On se résigne à n'admettre pour la formation des classes que ceux de ces acides dont les sels dominent en quantité dans la constitution d'une eau. Or tels sont les acides : carbonique, sulfurique, chlorhydrique, sulfhydrique.

Quant aux bases, en leur appliquant la même règle, on trouve que les dominantes sont : la soude, la chaux, la magnésie, le fer, le manganèse.

Pourquoi pas la potasse, qui entre pour une grande part dans la constitution du feldspath ordinaire (orthose) des roches granitiques? On a observé qu'elle n'existe qu'en faible quantité dans les eaux minérales. Quoi qu'il en soit, à l'aide du tableau suivant :

Acides.	*Bases.*
Carbonique.	Soude.
Sulfurique.	Chaux.
Chlorhydrique.	Magnésie.
Sulfhydrique.	Fer.
	Manganèse.

en appliquant successivement chaque acide aux différentes bases, on a ainsi des classes d'eaux :

Carbonatées sodiques, carbonatées calciques etc.

Sulfatées, *idem.*

Chlorurées, *idem.*

Sulfurées, *idem.*

Cependant, comme l'a très-judicieusement remarqué l'auteur de l'article *Classification* dans le *Dictionnaire des eaux*, cette règle, qui consiste à partir des acides, en tenant compte surtout de la prédominance numérique d'un sel, ne saurait s'appliquer dans tous les cas d'une manière absolue. Elle doit laisser une part à la nature, à la qualité même du principe minéralisateur qui domine dans la caractérisation thérapeutique d'une eau.

Aussi la désignation *sulfurée* n'indique-t-elle pas la prédominance quantitative d'un sulfure ou de l'acide sulfhydrique, mais sa présence caractéristique d'une eau sulfureuse.

De même les eaux ferrugineuses ont paru, à juste titre, si bien accentuées dans leur nature et par suite dans les indications de leur emploi, qu'il a paru convenable de ne rien changer à leur nom consacré par l'usage. Elles forment donc, par exception, une classe établie en considération de la *base* et dont les divisions dépendent de l'acide minéralisateur.

Ainsi est formée la classification générale qui suit :

1re CLASSE. — EAUX SULFURÉES.

1re DIVISION. — *Sulfurées sodiques.*
2e DIVISION. — *Sulfurées calciques.*

2e CLASSE. — EAUX CHLORURÉES.

1re DIVISION. — *Chlorurées sodiques.*
2e DIVISION. — *Chlorurées sodiques bicarbonatées.*
3e DIVISION. — *Chlorurées sodiques sulfureuses.*

3e CLASSE. — EAUX BICARBONATÉES.

1re DIVISION. — *Bicarbonatées sodiques.*
2e DIVISION. — *Bicarbonatées calciques.*
3e DIVISION. — *Bicarbonatées mixtes.*

4e CLASSE. — EAUX SULFATÉES.

1re DIVISION. — *Sulfatées sodiques.*
2e DIVISION. — *Sulfatées calciques.*
3e DIVISION. — *Sulfatées magnésiques.*
4e DIVISION. — *Sulfatées mixtes.*

5e CLASSE. — EAUX FERRUGINEUSES.

1re DIVISION. — *Ferrugineuses bicarbonatées.*
2e DIVISION. — *Ferrugineuses sulfatées.*
3e DIVISION. — *Ferrugineuses manganésiennes.*

Eaux sulfurées.

Les eaux sulfureuses ou *sulfurées* appartiennent à des terrains de différents âges et de diverse nature ; aussi voyons-nous leur mode et leur état de minéralisation varier suivant les lieux. Elles sont *sulfurées sodiques* et ordinairement thermales dans les formations massives ou d'origine ignée ; *sulfurées calciques* dans les formations stratifiées, où le sulfate de chaux (gypse), en contact avec des matières organiques, est considéré comme donnant lieu à l'apparition du sulfure de calcium ou de l'acide sulfhydrique. Alors elles sont le plus souvent froides et d'une composition plus complexe.

Ces eaux, presque toujours claires à la source, dégagent immédiatement l'odeur d'œufs gâtés quand elles renferment du gaz sulfhydrique libre, comme il arrive dans les sulfurées calciques. Elles ne tardent pas à la dégager par réaction si elles sont sulfurées sodiques.

Celles-ci entraînent habituellement de l'azote, les autres de l'azote et de l'acide carbonique ; mais dans toutes il ne faut pas s'attendre à trouver de l'oxygène en quantité notable.

Toutes sont altérables à l'air, ordinairement avec une teinte blanchâtre due à la précipitation d'une partie du soufre, et quelquefois avec une teinte verdâtre, s'il y a formation d'un polysulfure. On s'accorde assez généralement à attribuer cette transformation surtout à l'action de l'oxygène de l'air, un peu à celle de son acide carbonique et même dans certaines eaux sulfureuses, à l'intervention de la silice entraînée.

Dans les eaux sulfureuses conservées en bouteilles,

l'acide sulfhydrique est bientôt lui-même décomposé pour peu qu'il reste d'air, c'est-à-dire d'oxygène enfermé. A mesure que l'hydrogène de l'acide est absorbé par cet oxygène, du soufre se dépose. Aussi, quand on prétend imiter artificiellement certaines eaux sulfureuses pyrénéennes, l'eau qu'on emploie à la dissolution du sulfure de sodium et de l'hydrogène sulfuré doit-elle avoir été purgée d'air par une ébullition suffisamment prolongée. Ce qu'on n'imite jamais, c'est l'onctuosité due à la présence de la glairine.

Les conferves, principalement formées, comme nous l'avons vu, aux dépens de cette matière organique des eaux naturelles, ne sont pas les mêmes dans les eaux sulfurées sodiques et calciques.

Dans certaines circonstances, au contact des corps poreux, il peut arriver que l'hydrogène sulfuré, dégagé dans l'air, où il livre à l'oxygène ses deux éléments, hydrogène et soufre, donne lieu à la formation d'eau et d'acide sulfurique. On observe ce phénomène de réaction à Aix-en-Savoie notamment, sur les parois de quelques trajets de source.

Une étude aussi rapide que celle que nous avons commencée ne nous permet pas d'exposer ici les épreuves à l'aide desquelles on peut distinguer les différentes eaux sulfureuses. Nous n'entrerons donc dans aucun détail au sujet de la *sulfurométrie*. Contentons-nous de dire qu'une eau, pour peu qu'elle renferme de l'hydrogène sulfuré, noircit ou brunit au moins les sels de plomb. Un papier imbibé de dissolution d'acétate de plomb est plus ou moins rapidement noirci dans l'eau comme dans l'air renfermant les moindres quantités de gaz sulfhydrique.

Est-il nécessaire de dire que l'emploi des eaux sulfureuses naturelles est, au point de vue thérapeutique, des plus précieux ? Il n'est personne aujourd'hui qui ne connaisse, au moins de réputation, l'immense richesse de la région thermale pyrénéenne, la vogue méritée de quelques-unes de nos stations du versant occidental des Alpes et d'une foule d'autres établissements qui, en France et ailleurs, doivent leur célébrité aux eaux sulfureuses.

Leur effet sur l'économie est plus ou moins local ou général, selon le mode d'administration ; il s'applique au traitement de beaucoup d'affections, internes ou externes.

Dans les maladies chirurgicales et dans certaines affections de la peau, dans divers cas de diathèse prononcée, rhumatismale, syphilitique, strumeuse, on accorde assez généralement la préférence aux eaux sulfurées les plus actives. Les plus légères sont plutôt réservées au traitement des affections de l'utérus, des voies urinaires et à quelques formes de dyspepsie. Quand elles dégagent aisément leur acide sulfhydrique, on les utilise dans le traitement des maladies chroniques de l'appareil respiratoire ; aujourd'hui, la plupart des établissements sulfureux ont des salles d'inhalation.

PREMIÈRE DIVISION.

EAUX SULFURÉES SODIQUES.

France[1].

Amélie-les-Bains* (Pyrénées-Orientales). A[2]. 278 mètres. T. 20 à 61 degrés. Affections pulmonaires, rhumatisme,

[1] Les stations marquées d'un * appartiennent à l'État.

[2] Explication des abréviations : A. altitude, T. température.

dermatoses. — Inhalations, traitement d'hiver, hôpital militaire.

Ax (Ariége). A. 710 mètres. T. 24 à 77 degrés. Rhumatisme, dermatoses, affections catarrhales.

Bachet, le (Isère). T. froide. — Source peu abondante.

Bagnols (Lozère). T. 31 à 42 degrés. — Piscines à 40 degrés.

Baréges (Hautes-Pyrénées). A. 1280 mètres. T. 18 à 44°,25. Blessures, dermatoses, maladies des os, scrofules, syphilis.

Brômines (Savoie). T. 18 degrés. — Ruines antiques.

Caldaniccia (Corse). T. 37 à 40 degrés. — Minéralisation légère.

Calvanella de Mosi (Corse). T. 34 degrés. — Abords difficiles.

Canaveilles (Pyrénées-Orientales). T. 54°,37. — Abords difficiles.

Carcanières (Ariége). T. 25 à 59 degrés. — Treize sources.

Cauterets (Hautes-Pyrénées). A. 992 mètres. T. 24 à 60 degrés. Rhumatisme, scrofules, dermatoses, maladies utérines, syphilis, catarrhe pulmonaire.

Challes (Savoie). T. 11 à 12 degrés. Affections strumeuses, goître, syphilis etc. — Eau sulfureuse iodurée.

Cordéac (Isère).

Dorres (Pyrénées-Orientales). T. 40 à 41 degrés.

Eaux-Bonnes (Basses-Pyrénées). A. 790 mètres. T. 13 à 32 degrés. Affections pulmonaires, lymphatisme, scrofules etc. — Eau notablement chlorurée sodique.

Eaux-Chaudes (Basses-Pyrénées). A. 680 mètres. T. 10°,5 à 36°,4. Rhumatisme nerveux, maladies utérines, dermatoses.

Escaldas (Pyrénées-Orientales). T. 33 à 46 degrés.

Escouloubre (Aude). T. 29 à 45 degrés.

Gazost (Hautes-Pyrénées). T. 12 à 13 degrés. — Eau iodo-bromurée. Exportation.

Germs (Hautes-Pyrénées). T. froide.

Guagno (Corse). T. 37 à 52 degrés. Blessures, affections de la peau etc. — Hôpital militaire.

Guitera (Corse). T. 45 degrés.

Llo (Pyrénées-Orientales). T. 27 à 39 degrés.

Luchon ou Bagnères-de-Luchon (Haute-Garonne). A. 628 mètres. T. 17 à 66 degrés. Dermatoses, scrofules, plaies anciennes, rhumatisme, syphilis, catarrhe bronchique. — Sources nombreuses; quelques-unes ferrugineuses.

Marlioz (Savoie, Aix). T. 14 degrés. Lymphatisme, affections pulmonaires etc. — Inhalations et buvettes.

Merens (Ariége). T. 36 à 45 degrés.

Molitg (Pyrénées-Orientales). T. 21 à 38 degrés. Dermatoses, affections utérines. — Eau très-onctueuse.

Olette (Pyrénées-Orientales). T. 27 à 78 degrés. Rhumatisme nerveux, affections articulaires, scrofules.

Pietrapola (Corse). T. 32 à 58 degrés. Névropathies, rhumatisme nerveux. — Effets sédatifs.

Preste, la (Pyrénées-Orientales). T. 37 à 44 degrés. Dermatoses, rhumatisme, affections catarrhales, gravelle. — Très-usitée en boisson.

Quez (Pyrénées-Orientales). T. 16°,8. — Peu abondante.

Saint-Honoré (Nièvre). A. 272 mètres. T. 26 à 31 degrés. Affections catarrhales, maladies pulmonaires, scrofules. — Seule sulfureuse de la région centrale.

Saint-Sauveur (Hautes-Pyrénées). A. 770 mètres. T. 19 à 35 degrés. Névropathies, dyspepsies, affections utérines.

Saint-Thomas (Pyrénées-Orientales). T. 48 à 59 degrés. — Station encore peu développée.

Tramesaigues (Hautes-Pyrénées). T. 20 degrés.

Usson (Ariége). T. 20 à 30 degrés. Indications ordinaires des eaux sulfurées.

Vernet, le (Pyrénées-Orientales). A. 620 mètres. T. 18 à 57°,80. Mêmes indications, surtout pour les affections des organes respiratoires. — Traitement d'hiver.

Vinça (Pyrénées-Orientales). T. 23 degrés. Rhumatisme, paralysies etc.

Étranger.

Babern (Russie, Courlande).

Caldas de Cuntis (Espagne, Galice). T. 20 à 60 degrés. Dermatoses, rhumatisme. — Piscines, étuves, buvettes.

Carballino (Espagne, Orense). T. 32 à 36 degrés.

Carballo (idem, Corogne). T. 25 à 37 degrés. Rhumatismes. — Piscines antiques.

Gigouza (idem, Cadix). T. 18 degrés.

Heustrichbad (Suisse, Berne), A. 1900 mètres. T. 8°,4. Névropathies, affections catarrhales, dermatoses.

Lès (Espagne, Lerida). T. 19 à 32 degrés. — Bains et boisson.

Meinberg (Allemagne, Lippe-Detmold). T. 8 à 12 degrés. — Eaux mixtes, boues sulfurées sodiques, traitement à l'acide carbonique.

Mingolsheim (grand-duché de Bade). T. 7 degrés. Dermatoses, rhumatisme.

Penaguila (Espagne, Alicante). T. 18 degrés. — Boisson.

Penticosa (idem, Aragon). T. 31 degrés. — Plusieurs sources sulfatées sodiques.

Strathpeffer (Écosse). Rhumatisme, dermatoses.

Valdieri (Italie, Coni). A. 1349 mètres. T. 75 degrés. Rhumatisme, dermatoses, affections pulmonaires, maladies chirurgicales. — Inhalation, boues utilisées.

Yverdun (Suisse, Vaud). T. 23 à 25 degrés. Lymphatisme, affections rhumatismales, dermatoses.

DEUXIÈME DIVISION.

EAUX SULFURÉES CALCIQUES.

France.

Aix-les-Bains * (Savoie). A. 258 mètres. T. 43 à 45 degrés. Affections rhumatismales, lymphatisme, scrofules, dermatoses, maladies chirurgicales. — Station antique, grande abondance d'eau, usage surtout externe.

Allevard (Isère). A. 475 mètres. T. 24°,3. Affections de l'appareil respiratoire, lymphatisme, dermatoses. — Inhalations.

Auzon (Gard). T. froide.

Bagnères-de-Bigorre (Hautes-Pyrénées). A. 567 mètres. T. 13 à 51 degrés. Névropathies, affections des organes génito-urinaires, rhumatisme, dermatoses etc. — Sources nombreuses et de composition diverse, deux ferrugineuses.

Barbazan (Haute-Garonne). T. 19 degrés. Indications diverses. — Eaux variées.

Batignolles (Seine). T. froide.

Belleville (idem). T. froide.

Bilazai (Deux-Sèvres). T. 18 degrés.

Bournand (Vienne). T. froide.

Brides, Laperrière (Savoie). T. 36 degrés. Anhémie, chlorose, leucorrhée.

Caille, la (Savoie). T. 30 degrés. Lymphatisme, dermatoses, affections rhumatismales.

Cambo (Basses-Pyrénées). T. 22 à 23 degrés. Engorgements abdominaux, catarrhes, scrofules. — Une source ferrugineuse.

Camoins, la Cambrette (Bouches-du-Rhône). T. 15 degrés.

Castera-Verduzan (Gers). T. 25 degrés. Affections diverses. — Une source ferrugineuse.

Cauvalat-les-Le-Vigan (Gard). A. 224 mètres. T. froide. Indications ordinaires.

Chamouny (Savoie). A. 1052 mètres. T. froide.

Champoléon (Hautes-Alpes). T. froide. — Un peu sulfurée potassique.

Choranche (Isère). T. froide. — Peu sulfureuse.

Compans (Seine-et-Marne). T. froide.

Corenc (Isère). T. 15 degrés. — Source faible.

Digne (Basses-Alpes). T. 33 à 42 degrés. — Plus saline que sulfureuse.

Echaillon (Isère). T. 19 degrés. — Sensiblement iodurée.

Enghien (Seine-et-Oise). A. 48 mètres. T. 10 à 14 degrés. Affections catarrhales, strumeuses, tuberculeuses, herpétiques etc. — Très-bonne installation ; inhalations.

Euzet (Gard). T. 13 à 18 degrés. Affections catarrhales, dyspepsies. — Légèrement bitumineuse.

Ferrière, la (Isère). T. froide.

Florins-Saint-André (Hautes-Alpes). T. 13 degrés. — Peu sulfureuse.

Fontenelles (Vienne).

Gamarde (Landes). T. 14 à 15 degrés. Affections pulmonaires et des voies digestives.

Garris (Basses-Pyrénées). T. 12 à 13 degrés. Indications diverses.

Gréoulx (Basses-Alpes). T. 20 à 38 degrés. Rhumatisme, névralgies, scrofules, plaies anciennes. — Climat moyen ; bonne installation.

Guiberts, les (Hautes-Alpes). T. 14 à 27 degrés.

Guillon (Doubs). T. 13 degrés. Dermatoses, névralgies, raideurs articulaires etc. — Assez bonne installation ; hydrothérapie.

Labestz-Biscaye (Basses-Pyrénées). T. 10 degrés. Indications diverses. — Une source ferrugineuse.

Montbrun (Drôme). T. 12 à 13 degrés. — Boue utilisée.

Montmirail (Vaucluse). T. 16 degrés. Dermatoses, affections catarrhales. — Une source sulfatée magnésienne et sodique.

Mortefontaine (Oise). T. 10 à 13 degrés.

Neuville-la-Charité (Haute-Saône). T. froide.

Paris (Seine). T. froide. — Cinq sources : pont d'Austerlitz, Batignolles, Belleville, les Ternes, rue Vendôme.

Paute, la (Isère). — Peu abondante.

Pierrefonds (Oise). A. 84 mètres. T. 12 degrés. Indications diverses. — Inhalations par pulvérisation ; une source ferrugineuse.

Poizou (Vienne). T. 9 degrés.

Pscé (idem). T. froide.

Puzzichello (Corse). T. 16 à 17 degrés. Dermatoses, hémorrhoïdes supprimées. — Deux sources estimées.

Recaire (Gironde). T. 12 degrés. — Assez abondante.

Roccabigliera (Alpes-Maritimes). T. 28 degrés. — Thermes antiques.

Saint-Bonnet (Hautes-Alpes). T. 33 degrés. Dermatoses. — Pas d'établissement.

Saint-Loubouer, Eugénie-les-Bains (Landes). T. 16 à 19 degrés. Bronchite chronique, dermatoses etc.

Salies (Haute-Garonne). — Une source chlorurée sodique.

Sault (Vaucluse). T. froide. — Peu sulfureuse.

Soulieux (Isère). — Assez abondante.

Tréminis (idem).

Trescléoux (Hautes-Alpes). T. froide.

Vaire ou Vers (Vienne). T. 9 degrés.

Villefranche (Aveyron). T. 11 à 12 degrés. — Réputation locale.

Viscos (Hautes-Pyrénées). T. froide. — Une source ferrugineuse.

Visos (idem). T. 11 degrés. Ulcères, plaies anciennnes. — Un peu ferrugineuse.

Étranger.

Acerra (Naples). — Origine volcanique.

Acqua-Santa (Italie, Gènes). T. 20 à 25 degrés. Affections herpétiques, scrofules. — Fréquentation ancienne.

Acqui * (idem, Acqui). T. 38 à 75 degrés. Affections articulaires, atrophie musculaire, rhumatisme atonique. — Boues employées ; vaste hôpital militaire.

Ajnacskö (Hongrie). Dermatoses, rhumatisme.

Ali (Sicile). — Mélangée d'eau de mer.

Aramayona (Espagne, Alava). T. 12°,5. — Une source ferrugineuse.

Aranzarri (idem, Guipuzcoa). T. froide. — Vaste piscine.

Benimarfull (idem, Alicante). T. 17°,5. Dermatoses. — Piscines.

Bullicame, le (États romains). T. 60 à 63 degrés. — Petit lac à éruptions gazeuses bouillonnantes ; ruines de thermes antiques.

Caldas de Reyes (Espagne, Pontevedra). T. 33°,8. Rhumatisme, paralysies, dermatoses.

Calliano (Piémont). T. 13 degrés. Dermatoses, scrofules.

Feldafing (Bavière). T. 8 degrés.

Fortyogo (Autriche, Transylvanie). Rhumatisme, dermatoses.

Galleraje (Toscane). T. 47 degrés. Rhumatisme, paralysies, dermatoses. — Deux sources ferrugineuses.

Golaise (Suisse, Valais). Affections pulmonaires et intestinales, dermatoses. — Contient du sulfure de fer.

Grabalos (Espagne, Logrono). T. 17 à 18 degrés.

Gross-Wardein (Hongrie). T. 38 à 45 degrés. — Bains prolongés ; station fréquentée.

Harkány (idem). T. 59 degrés. — Boues utilisées.

Hechingen (Prusse). T. 10 à 12 degrés. Dermatoses etc. — Eau iodurée.

Hohenstadt (Bavière). Rhumatisme. — Boues utilisées.

Kemmern (Livonie). T. 8 degrés. Dermatoses.

Konopkowka (Galicie). T. 9 degrés. Rhumatisme, dermatoses.

Lalliaz (Suisse, Vaud). T. 8 degrés. Dermatoses, dyspepsies. — Cure du petit-lait.

Langensalza (Saxe). T. 13 degrés. Rhumatisme, paralysies, dermatoses.

Leissingen (Suisse, Berne). T. froide. — Cure du petit-lait.

Lierganes (Espagne, Santander). T. 20 degrés. — Établissement ancien.

Lubien (Galicie). T. 10 degrés. Rhumatisme, paralysie saturnine, dermatoses. — Boues utilisées.

Lucaienena de las Torres (Espagne, Almeria). T. 20 degrés. Dermatoses.

Malnas (Autriche, Transylvanie). T. 19 degrés. Rhumatisme, dermatoses.

Medewi (Suède). Rhumatisme, scrofules. — Boues ferrugineuses ; hôpital thermal.

Mirabello (Piémont, Casale). T. 13 degrés. Affections herpétiques, scrofules.

Molina de Aragon (Espagne, Guadalajara). T. 21 degrés.

Montafia (Piémont, Asti). T. 11 à 13 degrés. Dermatoses. — Iodures.

Morba (Toscane). T. 18 à 44 degrés. Rhumatisme, dermatoses. — Source ferrugineuse.

Nammen (Westphalie). T. 13 degrés. — Traces d'iodures et bromures.

Nenndorf (Hesse). T. 12 degrés. Affections bronchiques, rhumatisme articulaire, paralysie rhumatismale. — Inhalations ; boues utilisées.

Neumarkt (Bavière). Dermatoses, rhumatisme, paralysies, dyspepsies.

Northeim (Hanovre). T. 12 degrés. Dermatoses, rhumatisme, affections bronchiques.

Novelda (Espagne, Alicante). T. 20 degrés. Dermatoses. — Mares servant de piscines.

Obladis (Tyrol). A. 1239 mètres. Engorgements abdominaux, calculs, goutte, hypochondrie. — Une source ferrugineuse.

Ontaneda (Espagne, Santander). T. 33 degrés. Dermatoses. — Peu sulfurées ; riches en matière organique.

Palazzo al Piano (Toscane). T. 16 degrés. Dermatoses.

Paracuellos de Giloca (Espagne, Sarragosse). T. 13 à 17 degrés. Dermatoses. — Piscines très-fréquentées.

Parad (Hongrie). T. 11 degrés. — Inhalations ; station fréquentée ; sources ferrugineuses.

Pelago (Toscane). T. 17°,5. Catarrhe vésical, gravelle.

Penna, la (Italie, Gènes). T. 21 à 25 degrés. Dermatoses etc.

Petriolo (idem, Toscane). T. 45 degrés. Rhumatisme, paralysies, dermatoses.

Pistjan, Postény (Hongrie). A. 140 mètres. T. 57 à 63 degrés. Rhumatisme articulaire, affections herpétiques, vieux ulcères. — Assez fréquentée ; boues utilisées.

Ponts, les (Suisse, Neufchâtel). T. 9 degrés. Rhumatisme, dermatoses. — Fréquentée.

Prelo (Espagne, Oviedo). T. 18 degrés. — Usitée en boisson.

Prodersdorf (Hongrie). T. 25 degrés. Rhumatisme, paralysies, dermatoses.

Puda, la (Espagne, Barcelone). T. 29 degrés. Dermatoses, scrofules, catarrhe bronchique. — Très-fréquentée ; hôpital ; exportation des eaux.

Rappolano (Italie, Toscane). T. 39 degrés. Dermatoses, catarrhe vésical, gravelle. — Source ferrugineuse, bicarbonatée à 25 degrés.

Retorbido (idem, Piémont). T. 17 degrés. Affections diverses. — Piscines.

Rivera (Espagne, Jaen). T. 19 degrés. Dermatoses. — Piscine.

Roigheim (Wurtemberg). T. 12 à 13 degrés. Rhumatisme, paralysies, contractures, dermatoses. — Boues utilisées.

Rombole (Italie, Toscane). T. 38 degrés.

Rosenheim (Haute-Bavière). — Eaux-mères de salines associées au bain ; cure de petit-lait.

San-Filippo (Toscane). T. 19 à 50 degrés. Rhumatisme, paralysies, dermatoses. — Sources très-incrustantes ; une ferrugineuse.

San-Juan-de-Azcoitia (Espagne, Guipuzcoa). T. 17 degrés. Dermatoses.

Santa-Agueda (Espagne, Guipuzcoa). T. 14 degrés. Dermatoses etc. — Fréquentée.

Schinznach (Suisse, Argovie). A. 1100 mètres. T. 35 degrés. Aucune source ne dégage autant de gaz sulfhydrique. Scrofules, états atoniques, dermatoses, maladies des voies respiratoires. — Eau balsamique sulfureuse ; bains de bourgeons de sapin ; salles d'inhalation ; établissement grandiose ; très-fréquenté.

Schmeckwitz, Marienborn (Saxe). T. 14 degrés.

Sclafani (Sicile). T. 33 à 63 degrés.

Sergievsk (Russie, Samara). T. 10 degrés.

Sirona (grand-duché de Hesse). T. froide. Rhumatisme, dermatoses. — Bonne installation.

Subirats (Espagne, Barcelone). T. thermale. Dermatoses. — Sources inconstantes.

Tennstädt (Prusse, Saxe). T. 12 degrés. Dermatoses, rhumatisme, paralysies.

Toplika (Croatie). T. 59 degrés. Dermatoses, rhumatisme, paralysies etc. — Thermes antiques ; boues utilisées.

Trescore (Lombardie). T. 25 degrés.

Trillo (Espagne, Guadalajara). T. 24 à 30 degrés. Indications diverses. — Sources nombreuses, diverses, incrustantes ; bonne installation ; hôpital etc.

Truskawice (Autriche, Gallicie). T. froide. Scrofules, rhumatisme, cachexies diverses. — Sources variées ; une ferrugineuse ; boues utilisées.

Valatscha (Suisse, Grisons). T. froide.

Valdorf (Prusse, Westphalie). T. 11 degrés. Dermatoses, rhumatisme.

Viterbe (Etats romains). A. 400 mètres. T. 60 degrés. Dermatoses, rhumatisme, cachexie syphilitique. — Iodurée ; une source ferrugineuse.

Wipfeld (Bavière). T. 14 degrés. Dermatoses, catarrhe bronchique.

Zaisenhausen (grand-duché de Bade). T. 8 degrés.

Zaldivar (Espagne, Biscaye). T. 22 degrés. Affections herpétiques. — Exportation ; effet purgatif.

Zujar (idem, Grenade). T. 40 degrés. Dermatoses, rhumatisme. — Station ancienne, à l'Etat ; étuves, piscine etc.

Eaux chlorurées.

S'il est une classe d'eaux susceptibles d'être caractérisées du nom de *salines*, ce sont assurément, en première ligne, les eaux chlorurées. Le chlorure de sodium ou sel ordinaire étant leur principe dominant, elles comprennent ainsi les eaux de mer, comme toutes les eaux terrestres qui, dans leur circulation à travers les terrains dits *salifères* du trias et au voisinage des terrains houillers, ont plus ou moins rencontré quelque dépôt de sel gemme. Un assez grand nombre de ces eaux méritent, par leur richesse, le nom d'*eaux salées* proprement dites et sont même exploitées pour l'extraction du sel. Mais il en est beaucoup aussi dont la minéralisation n'est que légère, ou reste dans une moyenne qui les rend simplement propres à servir d'eaux minérales.

En France on en rencontre quelques-unes aux extrémités de la chaîne des Pyrénées, ainsi que vers la région centrale et aussi dans les terrains stratifiés qui s'appuient sur le pied des Alpes ; mais c'est surtout la quatrième région, souvent dite de l'*est* ou des *salines*, qui renferme les sources les plus riches en salure et les plus nombreuses. Au delà du Rhin, vers le duché de Nassau, cette caractérisation minérale est encore plus accentuée.

En général, les eaux chlorurées sont gazeuses, quelquefois même à un haut degré, comme celles de Wiesbaden, Nauheim, Kissingen etc., et peuvent servir à un traitement gazeux tout spécial par l'acide carbonique qui s'en dégage. La présence de cet acide a aussi l'avantage de rendre médicalement potables beaucoup de ces eaux chlorurées qui, autrement, ne seraient pas tolérées par les voies digestives. Celles qui n'en renferment pas, telles que celles de Salins, Kreuznach et les eaux de mer, ont ordinairement besoin, pour l'usage interne, d'être rendues gazeuses artificiellement.

Dans un petit nombre on trouve assez de bicarbonates, surtout alcalins, pour leur appliquer la dénomination de *chlorurées sodiques bicarbonatées ;* dans d'autres, assez d'acide sulfhydrique, fourni par la réaction des terrains gypseux, pour en faire la division des *chlorurées sodiques sulfureuses.*

Au point de vue thérapeutique en général, les eaux chlorurées sodiques excitent et réveillent les forces de l'économie, augmentent l'appétit, favorisent certaines sécrétions et le travail de renouvellement, activent, en un mot, tous les phénomènes de la vie organique. Aussi les emploie-t-on surtout pour combattre le lymphatisme et la diathèse strumeuse, les engorgements viscéraux, la paralysie rhumatismale, différentes maladies articulaires et pour accélérer la guérison des vieilles blessures. Leur usage interne, externe ou combiné, varie nécessairement beaucoup avec les stations. En général, leur action *altérante*, c'est-à-dire lentement modificatrice des tissus et des fluides dans certains états morbides, est d'autant plus prononcée qu'elles sont plus riches en bromures et en traces d'iode.

Quant aux eaux salées des mers, ce n'est que par exception qu'elles sont utilisées, soit en boisson, soit en bains à température un peu élevée; on les considère plutôt comme appartenant au domaine de l'hydrothérapie, quoique souvent leur minéralisation, surtout avec une immersion prolongée, quand elle est possible, ne soit nullement étrangère aux effets produits. Elles offrent un des types les plus intéressants des eaux chlorurées sodiques; il est donc important d'en connaître la nature. Voici à peu près en moyenne leur composition :

	Grammes.
Eau	96,470
Chlorure de sodium	2,700
» de potassium	0,070
» de magnésium	0,360
Sulfate de magnésie	0,230
» de chaux	0,140
Carbonate de chaux	0,003
Bromure de magnésium	0,002
Perte	0,025
	100,000

Cent grammes renfermant ainsi 3gr,530 de divers sels, 1 kilogramme d'eau marine en contient en moyenne 35gr,30.

Ici ne figurent pas les iodures, qui ne restent qu'en très-faible proportion dans les eaux, attendu qu'ils y sont incessamment absorbés par tout ce qui vit dans la mer, notamment par les plantes.

Les bromures abondent dans certaines eaux très-salées. Ainsi celle du lac Asphaltite ou mer Morte donnerait, dit-on, jusqu'à 3gr,30 de bromure de magnésium par litre.

BAINS DE MER.

PRINCIPALES STATIONS.

France.

Ambleteuse (Pas-de Calais). Très-belle plage. Etablissement.

Arcachon (Gironde). Charmante installation. Grand succès. Sur l'Océan.

Arès (idem). Au nord du bassin d'Arcachon.

Arromanche (Calvados). Petite station paisible. Sur la Manche.

Audierne (Finistère). Pas de grand établissement. Sur l'Océan.

Berck-sur-Mer (Pas-de-Calais). Grand village.

Beuzeval (Calvados). Jolie installation. Sur la Manche.

Biarritz (Basses-Pyrénées). Trois plages sur l'Océan (golfe de Gascogne). T. l'été, 18 à 22 degrés. Résidence impériale.

Boulogne-sur-Mer (Pas-de-Calais). T. l'été, 15 à 18 degrés. Grande fréquentation.

Bourg-d'Ault (Somme). Pas de grand établissement. Sur la Manche.

Cabourg (Calvados). Vaste plage. Chalets. Sur la Manche.

Calais (Pas-de-Calais). Peu de fréquentation.

Cancale (Ille-et-Vilaine). Sur la Manche.

Cannes (Alpes-Maritimes). Dans une anse de la Méditerranée.

Cap-Breton (Landes). Bains sur le golfe de Gascogne.

Cayeux (Somme). Peu d'installation. Sur la Manche.

Cette (Hérault). Bains de sable. Bien située sur la Méditerranée.

Cherbourg (Manche). Installation médiocre. Sur la Manche.

Concarneau (Finistère). Établissement commençant. Sur l'Océan.

Conquest, le (idem). Sur l'Océan.

Courcelles (Calvados). Sur la Manche.

Croisic, le (Loire-Inférieure). Bonne installation hydrothérapique. Sur l'Océan.

Crotoy, le (Somme). Belle plage. Établissement. Sur la Manche.

Dieppe (Seine-Inférieure). Station ancienne. Très-belle installation. Sur la Manche.

Dinard (Ille-et-Vilaine). Station commençante. Sur la Manche.

Dunkerque (Nord). Station à 2 kilomètres de la ville. Sur la Manche.

Etretat (Seine-Inférieure). Jolie plage à fond de galets. Sur la Manche.

Fécamp (idem). Bel établissement, très-fréquenté. Sur la Manche.

Granville (Manche). Sur la Manche.

Hâvre, le (Seine-Inférieure). Établissement particulier. Sur la Manche.

Langrune-sur-Mer (Calvados). Jolie plage. Sur la Manche.

Lion-sur-Mer (idem). Établissement. Sur la Manche.

Luc-sur-Mer (idem). Etablissement. Sur la Manche.

Marseille (Bouches-du-Rhône). Plusieurs établissements. Sur la Méditerranée.

Monaco (Principauté de Monaco). Station d'hiver. Sur la Méditerranée.

Nouvelle, la (Aude). Beaux ombrages. Sur la Méditerranée.

Paimpol (Côtes-du-Nord). Station commençante. Sur la Manche.

Port-en-Bessin (Calvados). Jolie station. Sur la Manche.

Portrieux (Côtes-du-Nord). Belles grèves. Sur la Manche.

Royan (Charente-Inférieure). Très-jolie station. Bien fréquentée. Sur l'embouchure de la Gironde.

Sables-d'Olonne, les (Vendée). Belle plage, peu fréquentée. Sur l'Océan.

Saint-Adresse, près le Hâvre (Seine-Inférieure). Belle station. Sur la Manche.

Saint-Jean-de-Luz, près Bayonne (Basses-Pyrénées). Station pittoresque. Sur l'Océan.

Saint-Malo (Ille-et-Vilaine). Très-belle plage. Fréquentée. Sur la Manche.

Saint-Vaast-la-Hougue (Manche). Station commençante. Sur la Manche.

Tremblade, la (Charente-Inférieure). Station commençante. Sur l'Océan.

Tréport, le (Seine-Inférieure). Bonne installation. Station bien fréquentée. Sur la Manche.

Trouville (Calvados). Grande fréquentation. Sur la Manche.

Villers-sur-Mer (idem). Joli établissement. Sur la Manche.

Villerville (idem). Belle plage, assez fréquentée. Sur la Manche.

Yport (Seine-Inférieure). Station modeste. Sur la Manche.

Étranger.

Blackpool (Angleterre, Lancaster). Belle plage. Sur la mer d'Irlande.

Blankenberghe (près Ostende, Belgique). Station fréquentée.

Brighton (Angleterre, Sussex). Parfaite installation. Grande fréquentation. Sur la Manche.

Colberg (Prusse, Poméranie). Salines et eaux-mères. Sur la Baltique.

Diedenow (idem). Fréquentée. Sur une embouchure de l'Oder.

Doberan (Allemagne, Mecklenbourg-Schwerin). Sources minérales. Grande fréquentation. Sur la Baltique.

Douvres (Angleterre, Kent). Très-fréquentée. Sur la Manche.

Guernesey, île de (Angleterre). Dans la Manche.

Gustafsberg (Suède). Sur la mer du Nord.

Hastings (Angleterre, Sussex). Belle station, fréquentée. Sur la Manche.

Margate (idem, Kent). Bains fréquentés. Sur la Manche.

Noderney (Hanovre). Ile de la mer du Nord. Très-fréquentée.

Ostende (Belgique). Installation bien entendue. Grande fréquentation. Sur la mer du Nord.

Ramsgate (Angleterre, Kent). Bien fréquentée. Sur la Manche.

Rothesay (Ecosse, île de Bute). Sur le golfe de Clyde.

Scheveningen (Hollande, près La Haye). Très-fréquentée. Sur la mer du Nord.

Shap (Angleterre, Westmoreland). Avec source saline. Sur la mer d'Irlande.

Travemünde (rép. de Lübeck). Sur la Baltique.

Trieste (Autriche, Istrie). Très-fréquentée. Sur l'Adriatique.

Warnemünde (Mecklenbourg-Schwerin). Très-fréquentée. Sur la Baltique.

Warrenspoint (Irlande, Down). Sur le canal du Nord.

Wight, île de (Angleterre). Sources ferrugineuses. Sur la Manche.

PREMIÈRE DIVISION.

CHLORURÉES SODIQUES.

France.

Aincille (Basses-Pyrénées). T. froide. — Jadis exploitée pour le sel.

Availles (Absac, Charente). T. froide. Fièvres intermittentes, atonie. — Boues utilisées.

Bains (Vosges). T. 29 à 50 degrés. Applications diverses, comme à Luxeuil et Plombières. — Bonne installation.

Balaruc (Hérault). T. 47°,5. Rhumatisme, paralysies, scrofules. — Station permanente; hôpital; voisinage de la mer ; salure prononcée.

Bourbon-l'Archambault* (Allier). A. 270 mètres. T. 52 degrés. Scrofules, rhumatisme, paralysies. — Un peu d'iode et de brome; bonne installation.

Bourbon-Lancy (Saône-et-Loire). T. 28 à 56 degrés. Rhumatisme nerveux, névralgies. — Origine granitique ; minéralisation légère; conferves utilisées; vaste hôpital.

Bourbonne* (Haute-Marne). A. 277 mètres. T. 50 à 58°,75. Rhumatisme, paralysies, blessures, scrofules. — Forte minéralisation ; hôpital militaire.

Chatelguyon (Puy-de-Dôme). T. 23 à 35 degrés. Rhumatisme articulaire, lymphatisme, tumeurs blanches. — Assez forte minéralisation ; deux sources ferrugineuses.

Châtenois (Bas-Rhin). T. froide. Mêmes indications qu'à Niederbronn. — Eau saline bromo-iodurée, un peu arsénicale.

Diemeringen (idem). T. 12 degrés.

Echaillon (Savoie). T. 40 à 43 degrés. — Chlorurée et sulfatée sodique.

Ecquevilley (Haute-Saône).

Forbach (Moselle). T. 17°,5. — Un peu sulfureuse.

Herbitzheim (Bas-Rhin). — Non utilisée.

Jouhe (Jura). T. 10°,5. Engorgements abdominaux.

Lamotte (Isère). A. 475 mètres. T. 58 à 60 degrés. Rhumatisme articulaire, paralysies, sciatique, affections utérines, scrofules. — Forte minéralisation.

Lons-le-Saulnier (Jura). T. froide. — Saline, à Montmorot.

Luxeuil* (Haute-Saône). A. 417 mètres. T. 19 à 56 degrés. Affections rhumatismales, névropathies, chlorose, dyspepsies. — Station antique célèbre ; belle installation ; plusieurs sources ferrugineuses manganésiennes.

Mackwiller (Bas-Rhin). T. froide. — Ruines romaines.

Maurienne, la (Savoie).

Mézières (Ardennes). T. froide.

Neffiach (Pyrénées-Orientales). T. 20°,7. Dyspepsies.

Niederbronn (Bas-Rhin). A. 192 mètres. T. 17°,5. Dyspepsie, engorgements du foie, lymphatisme. — Minéralisation moyenne, légèrement gazeuse

Plan de Phazy (Hautes-Alpes). T. 28 à 30 degrés. — Piscine.

Pouillon (Landes). T. 20 degrés. Fièvres intermittentes, gastralgie, scrofules etc.

Préchac (idem). T. froide. Rhumatisme articulaire, dermatoses, névralgies..

Rennes-les-Bains (Aude). A. 319 mètres. T. 12 à 40 degrés. Lymphatisme, tumeurs blanches, névralgies, leucorrhées, indications diverses. — Eau bicarbonatée et sulfatée; une source ferrugineuse.

Rhétel (Moselle). T. 12 degrés.

Roucas-Blanc (Bouches-du Rhône). T. 22 degrés.

Ruillé (Sarthe). T. froide.

Sala (Isère). T. 13 degrés. — Peu abondante.

Salces (Pyrénées-Orientales). T. 18 à 20 degrés. — Deux sources très-abondantes.

Saléon (Hautes-Alpes). T. 17 degrés.

Salies (Basses-Pyrénées). T. froide. Lymphatisme, scrofules etc. — Source exploitée pour le sel.

Salins (Jura). A. 340 mètres. T. 12°,5. Lymphatisme, scrofules, tumeurs blanches, atonie. — Salines célèbres; eaux bromurées; bonne installation.

Salins (Savoie). T. 38 degrés. Scrofules, rhumatisme, maladies articulaires. — Établissement.

Salz (Aude). — Eaux *minérales* de la rivière mêlées à celles de Rennes-les-Bains.

Santenay (Côte-d'Or).

Sarreguemines (Moselle). T. froide.

Saubuse (Landes). T. 33°,75. Maladies articulaires. — Mare servant de piscine.

Saulce, la (Hautes-Alpes). T. 15 à 23 degrés.

Semur (Côte-d'Or). — Non exploitée.

Sierck (Moselle). T. 11 à 12°,43. — Forte minéralisation.

Sotteville-les-Rouen (Seine-Inférieure). T. 24°,49.

Sougragne (Aude). T. froide. — Minéralisation légère.

Soultz-les-Bains (Bas-Rhin). T. 16°,2. Indications diverses. — Minéralisation moyenne comme à Niederbronn et Châtenois.

Tercis (Landes). T. 33 degrés. Rhumatisme chronique, ictère, dermatoses. — Minéralisation légère; établissement.

Vignolles (Vienne). T. froide. — Négligée.

Algérie.

Aboukir (Oran). — Légère.

Ain-Nouizy (Oran). — Source riche, un peu sulfureuse.

Bains-de-la-Reine, Mers-el-Kebir (Oran). A. 4 mètres. T. 47°,5. Rhumatisme, affections articulaires, cachexies. — Sources abondantes, magnésiennes.

Chezah (Oran).

Hamman-Melouane (Algérie). T. 39 à 40 degrés. — Très-salée.

Hamman-Meskoutin * (Constantine). T. 46 à 95 degrés. Rhumatisme articulaire, cachexies, dermatoses, ulcères atoniques. — Sources nombreuses, quelques-unes ferrugineuses et arsénicales; piscines romaines.

Étranger.

Abano (Padoue). T. 82 à 84 degrés. Rhumatisme, paralysies, scrofules, dermatoses. — Thermes antiques célèbres; conferves et boues utilisées.

Achselmannstein (Alpes tyroliennes). A. 465 mètres. T. 14 à 16 degrés. — Salines; inhalations.

Adelheidsquelle, Heilbrunn (Bavière). Affections strumeuses, goître, affections génito-urinaires etc. — Notablement bromo-iodurée; très-employée.

Adorf (Saxe). — Une source sulfatée sodique.

Alap (Weissenbourg). Scrofules. — Forte minéralisation.

Alcaras (Espagne, Albacete). T. froide. — Piscine.

Also-Sebes (Hongrie). T. froide. Lymphatisme, affections strumeuses. — Chlorurée et sulfatée sodique.

Antioquia (Amérique, Nouvelle-Grenade). — Sources salées très-nombreuses.

Arnedillo (Espagne, Logrono). T. 52°,50. Rhumatisme, syphilis. — Station fréquentée.

Arnstadt (Schwarzbourg-Sonderhausen). T. 12°,50. Lymphatisme, scrofules. — Heureux site.

Arteigo (Espagne, Corogne). T. 39 degrés. Dermatoses. — Minéralisation légère.

Ashbi-de-la-Zouch (Angleterre, Leicester). T. froide. Scrofules.

Aussée (Autriche). T. froide. — Bonne installation; près d'Ischl.

Baden-Baden * (grand-duché de Bade). T. 44 à 67 degrés. Rhumatisme, engorgements articulaires, dyspepsies etc. — Installation qui laisse à désirer, mais en état d'amélioration; immense fréquentation; treize sources; hôpital; minéralisation légère; établissement de bains dans plusieurs hôtels; très-bonne installation à la *Cour-de-Bade*.

Bagnaccio (Toscane). T. 35 degrés. — Légèrement sulfureuse.

Ballstow-Spa (New-York). T. 8 degrés. — Ferrugineuse; station fréquentée.

Bar (Espagne, Corogne). T. froide. — Légère.

Bassen (Transylvanie). T. thermale. Rhumatisme goutteux etc.

Berg (Wurtemberg). T. 20 degrés. — Ferrugineuse; bonne installation.

Beringerbad (Saxe). T. froide. — Chlorurée calcique et sodique.

Bex (Suisse, Vaud). T. 10 à 12 degrés. Indications diverses. — Salines considérables; inhalations.

Bodenfelde (Hanovre). T. froide. — Extraction de produits chimiques.

Bramstedt (Holstein). T. froide. Trois sources différentes; une ferrugineuse.

Busko (Pologne). T. 10°,8.

Caldanelle di Campiglia (Toscane). T. 37 degrés. Légère.

Caldas de Besaya (Espagne, Santander). T. 38 degrés. Rhumatisme. — Sources nombreuses.

Caldas de Estrac (idem, Barcelone). T. 43 degrés. Rhumatisme, gravelle. — Assez fréquentée.

Caldas de Montbuy (Espagne, Barcelone). T. 65 à 70 degrés. Rhumatisme, paralysies. — Très-employées.

Caldas de Rainha (Portugal, Estramadure). T. 33°,4. — Très-fréquentée; piscines.

Caldas de Tuy (Espagne, Estramadure). T. 47 à 49 degrés. Rhumatisme. — Assez fréquentée.

Caldillas de Saint-Miguel (idem, Salamanque). T. 28 degrés. — Sources abondantes.

Canillejas (idem, Madrid). T. froide.

Cannstatt (Wurtemberg). A. 240 mètres. T. 18 à 21 degrés. Névropathies, dyspepsies, engorgements abdominaux. — Environ 40 sources; un peu ferrugineuses et gazeuses.

Castrocaro (Toscane). T. 13 degrés. — Iodo-bromurée.

Cestona Guesalaga (Espagne, Guipuzcoa). T. 32 à 36 degrés. Dyspepsie, entéralgie. — Station fréquentée ; exportation.

Cheltenham (Angleterre, Glocester). T. 7 à 19 degrés. Chlorose, anhémie, dyspepsie, gastralgie. — Sources nombreuses, chlorurées, sulfatées magnésiennes, ferrugineuses.

Cos, île de (Anatolie, mer Egée). — Sources nombreuses ; trois célèbres dans l'antiquité.

Doberan (Mecklenbourg-Schwerin). T. froide. — Plusieurs sources, une ferrugineuse ; bains de mer fréquentés.

Dofana (Toscane). T. 32 degrés. — Gazeuse et très-minéralisée

Dumblane (Écosse). Scrofules, dermatoses.

Dürkheim (Bavière). T. froide. Scrofules. — Eau iodo-bromurée.

Elbe, île d' (Toscane). — Sources peu utilisées, plusieurs ferrugineuses ; ruines romaines.

Elmen (Saxe). T. 13 degrés. Affections pulmonaires. — Riche minéralisation ; bromure ; bains de vapeur.

Erlau (Hongrie). T. 32 degrés. — Sources abondantes, dès longtemps fréquentées.

Erlenbad (grand-duché de Bade). T. 23 degrés. — Minéralisation légère ; climat doux.

Filey (Angleterre, York). — Une source minérale ; bains de mer.

Fortuna (Espagne, Murcie). T. 53 degrés. Rhumatisme, paralysies, stérilité. — Anciens thermes.

Francfort-sur-Mein (Confédération germanique). Dermatoses.

Frankenhausen (Schwarzbourg-Rudolstadt). T. 13 degrés. — Forte minéralisation.

Gebangan (Inde-Hollandaise). — Forte minéralisation ; iodure de magnésium.

Goldberg (Mecklenbourg-Schwerin). — Salines à proximité.

Grull (Westphalie). T. 19 degrés. Diathèse scrofuleuse.

Günthersbad (Schwarzbourg - Sondershausen). — Une source légèrement sulfureuse.

Hall (Wurtemberg). T. froide. — Bonne installation.

Hall (Autriche). A. 337 mètres. T. 11 degrés. — Iodo-bromurée ; forte minéralisation.

Hall (Tyrol). Scrofules. — Très-chargée ; 26 3/4 p. 100 de sel.

Halle (Prusse, province de Saxe). T. 11 degrés.

Harzburg (Brunswick). T. 12 à 13 degrés. — Légèrement iodurée ; cure du petit-lait.

Hermida, la (Espagne, Santander). T. 62 degrés. Rhumatisme, paralysies.

Hermione (Grèce, Argolide). T. froide. Gravelle, dysurie.

Hofgeismar (Hesse-Cassel). T. 16 degrés. Médication reconstituante.

Hombourg (Hesse-Hombourg). T. 10 à 12 degrés. Lymphatisme, dyspepsies. — Ferrugineuses et acidules ; riche installation.

Harcajo de Lucena (Espagne, Cordoue). T. 19 degrés. Dermatoses.

Houb, la (grand-duché de Bade). A. 180 mètres. T. 27 degrés. — Bonne installation ; hydrothérapie.

Hubertusbrunnen (Saxe).

Hypathie (Grèce). T. 20 degrés.

Inverleithen (Écosse). — Gazeuse ; fréquentée.

Ischia, île d' (Naples). T. 32 à 100 degrés. Indications très-diverses. — Sources nombreuses, fréquentées ; région volcanique.

Ischl ou Ischel (Autriche, Alpes tyroliennes). A. 529 mètres. T. froide. Diathèse scrofuleuse, rhumatisme etc. — Belle installation ; inhalations ; boues minérales.

Iwonich (Gallicie). T. 11 degrés. Scrofules, dermatoses, affections articulaires. — Eau iodo-bromurée et bitumineuse.

Jaxtfeld (Wurtemberg). A. 146 mètres. T. 14 degrés. Catarrhe pulmonaire, scrofules. — Saline de Friedrichshall.

Kissingen (Bavière). A. 197 mètres. T. 9°,3 à 18°,5. Lymphatisme, affections intestinales chroniques. — Salines ; cinq sources ; inhalations d'acide carbonique ; bonne installation.

Kleinern (Allemagne, Waldeck).

Kondrau (Bavière). T. 9 degrés. Affections catarrhales, gravelle. — Exportation.

Konigsborn (Westphalie). T. froide. Rhumatisme, scrofules.

Kösen (Prusse, Saxe). Scrofules. — Riche en sulfate de soude.

Kreuznach (Prusse rhénane). A. 110 mètres. T. 12 à 30 degrés. Indications diverses ; affections strumeuses. — Salines ; bonne installation ; eau iodo-bromurée.

Kronthal (Nassau). A. 146 mètres. T. 14 à 17 degrés. Catarrhe pulmonaire. — Bains d'acide carbonique.

Kythnos ou Thermia * (Grèce, Cyclades). T. 43 à 53 degrés. Rhumatisme, paralysies, éléphantiasis. — Ruines antiques.

Lær (Hanovre). T. froide. Diathèse scrofuleuse. — Établissement.

Leamington-Priors (Angleterre, Warwick). T. 9 degrés. Dyspepsies. — Fréquentée.

Liebenzell (Wurtemberg). T. 22 à 25 degrés. — Eaux faibles ; bonne installation.

Linares (Espagne, Ségovie). T. 22 degrés. — Source abondante; boisson.

Lintzi (Grèce, Péloponèse). T. 33 degrés. Rhumatisme articulaire.

Lisbonne (Portugal). T. 20 degrés. Diabète. — Forte minéralisation, un peu sulfureuse ; bains.

Llandrindod-Wels (Angleterre, Radnor). T. froide. — Plusieurs sources ferrugineuses.

Loujo (Espagne, Pontevedra). T. 26 à 33 degrés. Rhumatisme, scrofules. — Forte minéralisation ; bains.

Lunebourg (Hanovre). T. froide. — Très-forte minéralisation.

Martinique (Antilles françaises). T. 35 degrés. Rhumatisme articulaire. — Cinq sources dites des *Pitons ;* plusieurs ferrugineuses.

Masino (Lombardie). T. 43 degrés. Rhumatisme, névropathies. — Eau légère.

Mergentheim (Wurtemberg). T. 11 degrés. Dyspepsie, pléthore abdominale. — Bains ; boisson.

Molinar de Carranza (Espagne, Biscaye). T. 36 degrés. Rhumatisme, scrofules. — Bains ; boisson.

Mondorf (grand-duché de Luxembourg). T. 25 degrés. Diathèse strumeuse.

Monfalcone (Illyrie). T. 40 degrés. Rhumatisme, paralysies. — Station antique ; bonne installation ; bains de mer.

Monsao (Portugal, Minho). T. 33 à 43 degrés. — Piscines.

Monte Catini (Toscane, Florence). T. 20 à 29°,5. Chlorose, scrofules, dyspepsie entéralgique, diathèse paludéenne. — Légèrement iodurée; sources nombreuses; exportation.

Mortajone (Toscane). T. 27 degrés.

Nauheim (Hesse-Cassel). A. 150 mètres. T. 21 à 39 degrés. Chloro-anhémie, diathèse scrofuleuse etc. — Forte minéralisation; bonne installation; bains d'acide carbonique.

Neuhaus (Styrie). T. 35 degrés. Névropathies, affections utérines. — Bonne installation; cure du petit-lait.

Neuschwalheim (Hesse).

Neustadt-an-der-Saale (Bavière). T. froide.

Œynhausen (Prusse, Westphalie). T. 33 degrés. Rhumatisme, paralysies, scrofules. — Salines; traitement à l'acide carbonique; petit-lait.

Offenau (Wurtemberg). T. 13 degrés. Diathèse strumeuse. — Bains et boisson.

Omène (Suisse, Fribourg). T. 12 degrés. Diathèses herpétique et strumeuse.

Orb (Bavière). T. 14 à 15 degrés. Diathèses herpétique et strumeuse. — Salines à proximité.

Orel (Russie). T. froide.

Pillo (Toscane). T. 14 degrés. Affections intestinales, diathèses urique, rhumatismale, goutteuse. — Acide carbonique.

Pitkeathly (Ecosse, Perth). Pléthore abdominale, diathèse strumeuse. — Fréquentée.

Platungan (Océanie, Java). T. 44 degrés. — Source de pétrole au voisinage.

Plaue (Allemagne, Thuringe). T. froide. — Usitée en boisson ; près d'Arnstadt.

Poggibonzi (Toscane). T. 7 degrés. Embarras gastrique.

Pouzzole (Naples). T. 33 à 39 degrés. — Près de la solfature ; bains antiques négligés.

Puente-Viergo (Espagne, Santander). T. 35 degrés. Rhumatismes. — Fréquentée.

Pyrmont (Allemagne, Waldeck). A. 112 mètres. T. 12°,5. Diathèse chloro-anhémique, névropathies etc. — Eau gazeuse ; plusieurs sources ferrugineuses.

Reichenhall (Bavière). A. 440 mètres. T. 14 à 17 degrés. Diathèse strumeuse. — Salines à proximité.

Rio-Mayor (Portugal, Estramadure). T. froide. — Chlorurée sodique, unique en Portugal.

Rosenlaui (Suisse, Berne). A. 1351 mètres. Rhumatisme ; engorgements lymphatiques.

Rothenfelde (Prusse, Westphalie). T. 19 degrés. Diathèse strumeuse. — Salines ; acide carbonique ; inhalations.

Rothenfels (grand-duché de Bade). T. 20 degrés. Rhumatisme, scrofules, engorgements viscéraux. — Près Bade ; beau site.

Rottweil (Wurtemberg). T. 22 degrés. Diathèse strumeuse.

Sæckingen (grand-duché de Bade). T. 26 degrés. Névropathies, rhumatismes. — Eaux faibles.

Sales (Italie, Alexandrie). T. froide. — Exportation.

Salzhausen (Hesse-Darmstadt). T. 15 degrés. Diathèse strumeuse. — Salines.

Salzschlirf (Hesse-Cassel). — Bains.

Salzungen (Saxe-Meiningen). T. froide. — Salines ; près d'Eisenach ; bonne installation.

Saratoga-Springs (New-York). T. 9 à 12 degrés. Dyspepsies, scrofules, diathèse calculeuse. — Très-fréquentée.

Schmalkalden (Hesse-Cassel). A. 334 mètres. T. 19 degrés. Diathèse strumeuse. — Forage artésien.

Schœnebeck (Prusse, Saxe). — Salines.

Selters ou Seltz (duché de Nassau). T. 17°,50. Dyspepsies, indications diverses. — Source abondante, riche en acide carbonique ; exportation considérable.

Shotley (Angleterre, Northumberland). — Chlorurée calcique et ferrugineuse.

Sinzig (Prusse rhénane). T. 12 degrés. Dyspepsies. — Gazeuse ; exportation.

Soden (duché de Nassau). A. 145 mètres. T. 12 à 24 degrés. Affections intestinales, diathèse chloro-anhémique. — Eau ferrugineuse ; bonne installation ; exportation.

Sœst (Westphalie). T. froide. Diathèse strumeuse. — Salines ; bonne installation.

Solares (Espagne, Santander). T. 28 degrés. Lymphatisme.

Staraja-Rossa (Russie, Novogorod). T. froide. Diathèse strumeuse. — Salines considérables ; inhalations.

Stronchino (Toscane). T. 12 degrés. Lymphatisme.

Sultz (Hongrie). T. 13 degrés. Dyspepsies etc. — Gazeuse ; grande exportation.

Sulza (Saxe-Weimar). Diathèse strumeuse. — Salines.

Szczawnicza (Gallicie). T. 9 à 10 degrés. Applications diverses. — Eau de table.

Tambangan (Océanie, Java). T. froide.

Tenbury (Angleterre, Worcester). T. froide. Diathèse strumeuse. — Boisson.

Termas (Espagne, Sarragosse). T. 40 degrés. Affections rhumatismales. — Bains antiques ; bonne installation.

Titus, bains de (Espagne, Barcelone). T. 43 degrés. Affections rhumatismales. — Bonne installation.

Torda (Transylvanie), — Mine de sel gemme exploitée.

Trillo (Espagne, Guadalajara). T. 24 à 30 degrés. Rhumatisme articulaire, paralysies, scrofules. — Sulfurée calcique ; bonne installation ; à l'État.

Wiesbaden (duché de Nassau). T. 13 à 69 degrés. Lymphatisme, rhumatisme articulaire, goutte, dyspepsie, cachexies diverses. — Vingt-neuf sources ; anciens thermes ; station des plus fréquentées ; excellente installation ; deux établissements hydrothérapiques au Nérothal.

Wildbad (Wurtemberg). A. 445 mètres. T. 33 à 38 degrés. Névropathies, applications diverses. — Sources nombreuses ; eaux légères ; piscines.

Wildegg (Suisse, Argovie). T. 25 degrés. Héroïque dans la diathèse strumeuse et autres formes de la scrofule. — Eau iodo-bromurée ; forte minéralisation ; forages artésiens ; exportation.

Wilhelmsbad (Hesse-Cassel). T. 15 degrés. Diathèse strumeuse. — Bains.

Wittekind (Prusse, Saxe). T. 13 degrés. Diathèse strume. — Salines ; bonne installation.

Woodhall (Angleterre, York). T. 13 degrés. Diathèse strumeuse. — Bonne installation.

Zante (Iles Ioniennes). — Sources nombreuses.

Zwickau (Saxe). T. 14 degrés. — Puits artésien dans le terrain houiller.

DEUXIÈME DIVISION.

CHLORURÉES SODIQUES BICARBONATÉES.

France.

Bourboule, la (Puy-de-Dôme). A. 848 mètres. T. 12 à

52 degrés. Rhumatisme, fièvres intermittentes, diathèse strumeuse. —Notablement arsénicale; carbonatée sodique.

Étranger.

Bazuch (Hongrie). T. 11 degrés. Effets diurétiques. — Eau de table.

Bickszad (Hongrie). T. 12 degrés. —Eau de table.

Bottacio (Toscane). T. froide. — Chlorurée mixte.

Braubach (duché de Nassau). — Analogue à l'eau de Selters.

Buzias (Hongrie). T. 13 degrés. Chloro-anhémie, diathèse strumeuse. — Station très-fréquentée.

Huttersbach (grand-duché de Bade). — Ferrugineuse froide.

TROISIÈME DIVISION.

CHLORURÉES SODIQUES SULFUREUSES.

France.

Bastennes (Landes).

Domène (Isère). T. 46 degrés. — Source faible.

Saint-Gervais (Savoie). A. 856 mètres. T. 20 à 42 degrés. Rhumatisme viscéral, dermatoses etc. — Eau onctueuse, riche en glairine.

Terrasse, la (Isère). T. 19°,3. — Sulfurée calcique.

Uriage (idem). A. 414 mètres. T. 26 à 27 degrés. Diathèses herpétique, strumeuse, rhumatismale, catarrhale, névropathique etc. — Bonne installation; très-fréquentée.

Étranger.

Acqua-Santa (Italie, Ascoli). A. 395 mètres. T. 35 degrés. Diathèses herpétique et strumeuse. — Vaste piscine naturelle sous une grotte.

Aix-la-Chapelle (Prusse rhénane). T. 45 à 55 degrés.

Rhumatisme, névropathies, affections strumeuses et cutanées. — Bains célèbres ; étuves ; massage ; frictions.

Archena (Espagne, Murcie). T. 52°,5. Affections syphilitiques. — Ancienne station ; boisson ; bains ; étuves.

Arenosillo (idem, Cordoue). T. 23°,8. Affections strumeuses et cutanées.

Bobbio (Italie, Gènes). T. thermale. Dermatoses.

Borcet ou Burdscheid (Bourg d'Aix-la-Chapelle). T. 44 à 78 degrés. Rhumatisme, névropathies. — Neuf sources très-fréquentées.

Harrowgate (Angleterre, York). T. 10 à 12 degrés. — Riche en chlorure de potassium ; exportation ; sources ferrugineuses.

Inselbad (Prusse, Westphalie). T. 18 degrés. Affections pulmonaires. — Bonne installation ; inhalations.

Mehadia, bains d'Hercule (Autriche, Province danubienne). T. 33 à 55 degrés. Applications diverses. — Sources nombreuses ; piscines.

Méthane (Grèce, Argolide). T. 29 degrés. Affections pulmonaires. — Station antique.

Molar, el (Espagne, Madrid). T. 19 degrés. Dermatoses. — Très-fréquentée.

Saint-Genis (Italie, Turin). T. 12 à 14 degrés. Affections strumeuses, engorgements viscéraux. — Exportation.

Segorbe (Espagne). T. 23 degrés. Affections herpétiques et strumeuses. — Boisson.

Spalatro (Autriche, Dalmatie). T. froide. Diathèse strumeuse.

Szobrancz (Hongrie). T. 17 degrés. Diathèse strumeuse. — Bonne installation ; très-fréquentée.

Truskawice (Autriche, Gallicie). T. 11 degrés. Cachexies diverses. — Sel gemme exploité.

Vignale (Italie, Casale). T. froide. Dermatoses. — Boisson.

Vinadio (idem, Coni). T. 32 à 63 degrés. Rhumatisme, paralysies, dermatoses, engorgements viscéraux. — Bonne installation.

Weilbach (duché de Nassau). A. 106 mètres. T. 14 degrés. Affections catarrhales. — Bonne installation.

Eaux bicarbonatées.

L'acide carbonique a, dans la nature, un rôle très-important pour la formation des sels. Aussi trouve-t-on dans les eaux beaucoup de carbonates alcalins, terreux, métalliques. La plupart préexistent dans la constitution des roches et sont insolubles à l'état neutre; mais ils deviennent très-solubles en passant à l'état de bicarbonates, en présence d'un excès d'acide carbonique. Cet excès même est tel, assez souvent, que beaucoup d'eaux bicarbonatées en tirent un caractère éminemment gazeux.

Les bicarbonates qui figurent le plus habituellement dans ces eaux sont à base de soude, quelquefois de potasse, à bases de chaux, de magnésie, de fer et de manganèse. Assez souvent on y trouve associés des chlorures et des sulfates.

Quand la soude est prédominante, l'eau bicarbonatée appartient naturellement, d'après les principes de classification que nous avons énoncés, à la division des *sodiques;* à celle des *calciques*, si c'est la chaux qui prédomine; enfin, ce qui arrive souvent, si l'un ou l'autre de ces caractères n'est pas suffisamment prononcé, l'eau se range parmi les *bicarbonatées mixtes*. Nous avons ainsi trois divisions dans la classe des bicarbonatées.

L'orgine de ces eaux est très-variée. On y rencontre aussi les températures les plus diverses. Ordinairement froides, elles atteignent rarement une thermalité très-élevée.

La plupart se rattachent aux terrains calcaires de sédiment, et alors l'acide carbonique minéralisateur est emprunté surtout aux eaux pluviales, aux fermentations spontanées de l'humus qui, dans certaines localités, sont assez considérables, et quelquefois peut-être, comme on l'a dit, aux réactions profondes des dépôts de lignites. Quant aux eaux bicarbonatées sodiques, on s'accorde généralement à les considérer comme originaires de terrains ignés, riches en émanations d'acide carbonique soumis à de hautes pressions. En France ces eaux abondent, comme nous l'avons vu dans la première région, formée du Puy-de-Dôme et des départements voisins.

C'est à la classe des bicarbonatées qu'appartiennent la plupart des bonnes eaux gazeuses dites *de table*, si usitées dans les dérangements des fonctions digestives. La quantité de gaz libre que dégagent parfois leurs sources est assez considérable pour que ces eaux soient employées dans beaucoup d'établissements à des traitements spéciaux : bains, inhalations, douches d'acide carbonique.

Au reste, la composition de ces eaux, leur richesse qualitative et quantitative est trop changeante d'une source à l'autre pour ne pas autoriser dans l'application thérapeutique des spécialisations très-diverses.

Quand il s'agit de modifier le travail nutritif en provoquant surtout un mouvement d'entraînement, comme dans les affections chroniques du foie et les engorgements abdominaux, dans la goutte, dans la gravelle urique, sans contredit, les eaux plus particulièrement sodiques sont au premier rang des bicarbonatées.

Mais dans beaucoup de formes de simple dyspepsie, c'est-à-dire de trouble digestif, quand il s'agit de modifier la nature du fluide gastrique, de régulariser la digestion et surtout de reconstituer l'économie, on accorde plutôt la préférence à certaines eaux bicarbonatées calcaires ou mixtes.

Celles de ces eaux qui ont reçu le nom de *mixtes*, à cause de leur composition complexe, où rien ne domine et où peut accessoirement figurer quelque élément sulfureux, ferrugineux, ioduré etc., ont en outre été appliquées à des affections si diverses : catarrhes, goutte, diabète, chlorose, rhumatisme, maladies utérines, qu'il devient difficile de bien spécialiser leur emploi, de le rattacher particulièrement à la présence de tel ou tel agent. Il est certain que les vertus curatives qu'on attribue à ces eaux sont plus souvent justifiées par l'expérience que par l'impitoyable théorie. Mais à défaut d'action directe, physiologique, chimique ou autre sur l'élément morbide ou sur l'organe malade, n'est-il pas permis de croire qu'en activant ou en régularisant la vie nutritive dans ses fonctions premières, en imprimant un mouvement d'ensemble à différentes sécrétions, en apportant même parfois un aliment nécessaire à l'économie, la plupart de ces eaux ne sont pas indifférentes pour effacer peu à peu les diathèses et beaucoup de ces affections qui, avec le défaut d'équilibre général, tendaient à se localiser ?

Chose étrange ! beaucoup de personnes semblent encore aujourd'hui méconnaître le rôle de toute eau qui ne serait pas très-minéralisée ; et cependant l'eau, quelle qu'elle soit, est le principal intermédiaire qui nous met en relation avec toutes les qualités du sol. Autant vaudrait faire abstraction de la nature de nos aliments et de celle de l'air que nous respirons.

PREMIÈRE DIVISION.

BICARBONATÉES SODIQUES.

France.

Argentières (Allier). T. froide. — Boisson.

Boudes ou Bard (Puy-de-Dôme). T. 17°,5. Fièvres intermittentes. — Bonne minéralisation.

Brugheas (Allier). T. froide.

Chaudes-Aigues (Cantal). T. 57 à 81°,5. Rhumatisme musculaire, névralgies. — Origine : roches volcaniques ; minéralisation légère ; usages surtout économiques.

Cœze ou Coise (Savoie). T. froide. Diathèse strumeuse, goître. — Iodo-bromurée.

Coudes (Puy-de-Dôme). T. froide. — Bonne minéralisation.

Desaignes (Ardèche). T. froide.

Hauterive* (Allier). T. 15 degrés. — Riche minéralisation, comme à Vichy ; exportation.

Jenzat (idem). T. 26 degrés. — Minéralisation légère ; boisson.

Moingt (Loire). T. froide. — Boisson.

Montcel (Puy-de-Dôme). T. froide. Dyspepsies. — Boisson.

Saint-Laurent-les-Bains (Ardèche). T. 53°,5. Affections rhumatismales, névralgies rhumatiques. — Piscines, étuves etc.

Saint-Romain-le-Puy (Loire). T. froide. — Assez notablement gazeuse.

Saint-Yorre (Allier). T. 12 à 15 degrés. — Minéralisation alcaline se rapprochant de celle de Vichy ; exportation.

Saute-Veau ou Condat (Cantal). T. froide. Dyspepsie, anhémie. — Une source ferrugineuse.

Sauxillanges (Puy-de-Dôme). T. froide. Dyspepsie, goutte, engorgements viscéraux.

Savergnolles (Cantal). — Ferrugineuse bicarbonatée.

Soultzmatt (Haut-Rhin). A. 275 mètres. T. froide. Dyspepsie, gastralgie, affections catarrhales, vésicales et pulmonaires. — Eau de table ; exportation ; eau de sapins (*Tannenwasser*).

Tessières-les-Bouliès (Cantal). T. froide. Gastralgie, dyspepsie. — Un peu ferrugineuse.

Vaisse (Allier, près Vichy). T. 27°,8. Comme à Vichy. — Source intermittente.

Vals (Ardèche). T. froide. Engorgements hépatiques, gravelle urique. — Riche minéralisation.

Velleron (Vaucluse). T. 15 degrés. — Établissement nouveau.

Vichy* (Allier). A. 240 mètres. T. 17 à 43°,60. Dyspepsie, engorgements du foie, diathèse urique, gravelle, goutte, diabète, albuminurie. — Réputation universelle : Célestins, Grande-Grille, Hôpital, Chomel, Mesdames, Parc ; immense exportation : 1,700,000 bouteilles en 1864.

Étranger.

Al-Gyögy (Autriche, Transylvanie). T. 31 degrés. — Anciennement connue.

Bilin (Bohème). T. 9°,5. — Boisson ; exportation.

Bodok (Autriche, Transylvanie). T. 13 degrés. — Boisson ; bains.

Cabeço-da-Vide (Portugal). T. 26 à 27 degrés. Diabète.

Coin (Espagne, Malaga). — Sources sulfureuses froides.

Czigelka (Hongrie). T. froide. — Boisson.

Danevert (Suède). T. froide.

Diezgo (Espagne, Ciudad-Real). T. 15 degrés.

Ems (duché de Nassau). A. 95 mètres. T. 29°,5 à 47°,5. Indications diverses, affections catarrhales. — Sources nombreuses ; salles d'inhalation ; station antique ; très-fréquentée.

Fachingen (duché de Nassau). T. froide. Dyspepsie. — Boisson ; exportation.

Fellathale (Illyrie). T. froide. Goutte, dermatoses. — Bains et boisson.

Giesshubel (Bohème). T. froide. — Associée au traitement de Carlsbad.

Gleichenberg (Styrie). T. 12 à 17 degrés. Affections catarrhales. — Bonne installation ; exportation.

Hassan-Pacha-Palanka (Turquie). — Analogue à l'eau de Selters.

Heilstein (Prusse rhénane). T. froide. — Aujourd'hui négligée.

Heppingen (Allemagne, Provinces rhénanes).

Holbeck (Angleterre, York).

Hovingham (idem). — Bains et boisson.

Lippik (Autriche, Esclavonie). T. 40 à 47 degrés. Rhumatisme, goutte, diathèse strumeuse, syphilis. — Eau iodurée ; établissement.

Madonna-di-tre-Fiumi (Toscane). T. 16 degrés. Affections génito-urinaires, gravelle. — Eau sulfureuse.

Molgas (Espagne, Orense). T. 29 à 47 degrés. Dermatoses, névropathies. — Piscine.

Nelepina (Hongrie). T. froide. — Eau ferrugineuse ; station fréquentée.

Neusiedel, lac de (Hongrie). T. 23 à 25 degrés. Diathèse strumeuse, névropathies, paralysies. — Bains de lac ; établissements.

Oberlahnstein (duché de Nassau). T. froide.

Obertiefenbach (Bavière). — Piscine.

Orense (Espagne). T. 66 à 68°,5. — Bains antiques.

Preblau (Autriche, Carniole). T. froide. Catarrhe vésical. — Exportation.

Romagna (Toscane). T. 40 à 44 degrés. — Station antique ; très-fréquentée.

Salzbrunn (Prusse, Silésie). A. 396 mètres. T. 8 à 9 degrés. Catarrhe pulmonaire, dyspepsie. — Très-fréquentée.

Schuls (Suisse, Grisons). T. 8°,12. — Boisson.

Teplitz-Schönau (Bohème). A. 216 mètres. T. 27 à 49 degrés. Rhumatismes, paralysies etc., comme à Plombières et Néris. — Sources nombreuses ; plusieurs établissements ; piscines etc.

Verin (Espagne, Orense). T. 19 degrés. Affections calculeuses. — Boisson.

Visk (Hongrie). T. 12 à 17 degrés. Dyspepsie, affections calculeuses. — Sources nombreuses, une ferrugineuse.

Wederheime (Prusse, Bas-Rhin). T. froide.

Wiesenbad (Saxe). T. 21°,5. Rhumatisme, goutte, calculs, affections utérines.

Wildungen (Allemagne, Waldeck). T. 10 degrés. Dyspepsie, affections génito-urinaires. — Très-gazeuse.

Zahorowitz (Autriche, Moravie). T. 8 à 10 degrés.

Zaizon (idem, Transylvanie). A. 561 mètres. T. 9 à 11 degrés. Lymphatisme, scrofules, chloro-anhémie. — Une source iodurée.

DEUXIÈME DIVISION.

BICARBONATÉES CALCIQUES.

France.

Aix (Bouches-du-Rhône). T. 20°,6 à 36°,87. Névropathies, rhumatismes. — Thermes antiques.

Alet (Aude). T. 20 à 28 degrés. Dyspepsies, névropathies, chlorose. — Une source ferrugineuse froide.

Condillac (Drôme). T. 13 degrés. Dyspepsie, gravelle. — Boisson ; exportation.

Dieu-le-Fit (Drôme). T. froide.

Féron (Nord). T. froide.

Foncaude (Hérault). T. 25 à 26 degrés. Rhumatisme nerveux, sciatique, gastralgie. — Établissement.

Grandrif (Puy-de-Dôme). T. froide. Fièvres intermittentes. — Boisson.

Lasserre (Lot-et-Garonne). T. 12°,5. — Eau laxative.

Lavardens (Gers). T. 19 degrés.

Pougues (Nièvre). T. 12 degrés. Dyspepsie gastralgique, catarrhe vésical etc. — Bonne minéralisation, notablement iodurée ; hydrothérapie.

Rémollon (Hautes-Alpes). T. 14 degrés. — Incrustante, magnésienne.

Rieumajou (Hérault). T. 14 à 16 degrés. Dyspepsie, affections vésicales.

Rosheim (Bas-Rhin). T. 13 degrés. — Quantité notable de lithine ; établissement.

Saint-Galmier (Loire). T. froide. Dyspepsie, gravelle urique. — Gazeuse ; boisson de table ; exportation.

Saint-Simon (Savoie, près d'Aix). T. 19 à 20 degrés. Dyspepsie, gravelle, catarrhe vésical.

Soucelles (Maine-et-Loire). T. froide.

Ussat (Ariége). A. 428 mètres. T. 32 à 40 degrés. Névroses, affections utérines; action sédative. — Bonne installation.

Valence (Drôme). T. froide.

Algérie.

Hamman-Sétif (Constantine). T. 47 à 54 degrés. — Ancienne station.

Étranger.

Abach (Bavière). Pléthore abdominale. — Station fréquentée.

Adelholzen (Bavière). Goutte. — Fréquentée.

Aich (Bavière).

Alexanderbad (Bavière). T. froide.

Allerheiligen (Suisse, Soleure). T. 13 degrés. Névropathies. — Station ancienne.

Altwasser (Prusse, Silésie). T. 21 à 35 degrés. — Boisson et bains.

Andersdorf (Autriche, Moravie). T. 12 degrés. Affections catarrhales pulmonaires.

Badenweiler (grand-duché de Bade). T. 26°,5. — Station antique.

Blasibad (Wurtemberg). T. froide. Goutte.

Brousse, Pruse antique (Turquie, Anatolie). T. 45 degrés. — Au flanc du mont Olympe; antique célébrité.

Buxton (Angleterre, Derby). T. 28 degrés. Dyspepsie, goutte. — Station ancienne.

Caldas-de-Oviedo (Espagne, Oviedo). T. 43 degrés. Goutte, catarrhe chronique. — Inhalations.

Cati (idem, Castellon-de-la-Plana). T. 18 degrés. — Renommée populaire.

Dinkhold (Allemagne, duché de Nassau). Pléthore abdominale, hémorrhoïdes.

Dizenbach (Wurtemberg). — Fréquentée.

Eimbeck (Hanovre).

Empfing (Bavière).

Fläsch (Suisse, Grisons). Goutte, rhumatisme. — Établissement.

Forgo (Toscane). T. 17 degrés.

Füred (Hongrie). T. 10 à 12 degrés. Gastralgie, chloroanhémie. — Boissons, bains, hydrothérapie.

Gais (Suisse, Appenzell). — Cure de petit-lait.

Griesbach (grand-duché de Bade). T. 11 à 26 degrés. Action tonique et reconstituante. — Bonne installation; bains de petit-lait; eau ferrugineuse.

Hervideros-del-Imperator, los (Espagne, Ciudad-real). T. 25 degrés. — Piscine.

Johannesbad (Bohème). T. 28 à 29 degrés. Névropathies, rhumatisme. — Établissement.

Krapina (Autriche, Croatie). T. 42 à 43 degrés. — Fréquentée.

Krumbach (Bavière, Souabe). Dermatoses, rhumatisme, névropathies. — Établissement.

Krynica (Autriche, Gallicie). A. 660 mètres. T. 9 degrés. Dyspepsie, chlorose. — Eau gazeuse.

Landete (Espagne, Cuença). T. 19 degrés. Dermatoses.

Leustetten (Bavière). — Établissement.

Limpach (Suisse, Berne). A. 564 mètres. T. 13 degrés. Névropathies. — Bonne installation.

Lippspringe (Prusse, Westphalie). T. 22 degrés. Affections pulmonaires. — Boisson; bains; inhalations.

Loch (Suisse, Berne). A. 664 mètres. T. 12 degrés. — Acide carbonique libre.

Marienfels (Allemagne, duché de Nassau). T. froide. — Ferrugineuse.

Matlock (Angleterre, Derby). T. 20 degrés. — Source incrustante ; fréquentée.

Mindelheim (Bavière, Souabe). — Établissement.

Moching (Bavière). — Bains.

Moggiano (Toscane). T. 27 degrés. Affections calculeuses, dermatoses. — Boisson ; bains.

Moha (Hongrie). — Boisson ; bains ; eau ferrugineuse.

Montione-di-Piombino (Toscane). T. 35 degrés. Rhumatisme, dermatoses. — Bains.

Neuhaus (Autriche, Styrie). T. 35 degrés. Névropathies, hystérie, affections utérines. — Piscines ; cure de petit-lait.

Niedernau (Wurtemberg). A. 363 mètres. T. 8 degrés. Névropathies, goutte, gravelle. — Antique station.

Niederwyl (Suisse, Argovie). A. 478 mètres.

Nocera (Italie, Romagnes). T. 12 degrés. Dyspepsie, affections calculeuses. — Ancienne station ; fréquentée.

Nowoselja (Russie d'Europe). T. froide.

Ofen ou Bude (Hongrie). A. 145 mètres. T. 42 à 61°,3. Rhumatisme. — Sources nombreuses, variées ; grande fréquentation.

Pfeffers (Suisse, Saint-Gall). A. 703 mètres. T. 35 à 36 degrés. Névropathies, rhumatisme, sciatique etc. — Bonne installation ; piscines.

Pré-Saint-Didier (Piémont, Aoste). T. 34 à 35 degrés. Rhumatisme, goutte, paralysies. — Établissement.

Ramlosa (Suède). Névropathies, dyspepsie, chloro-anhémie. — Eau ferrugineuse ; station fréquentée.

Rehburg (Hanovre). T. 13 degrés. Dyspepsie.

Römerbad (Suisse, Argovie). — Fréquentée ; ancien bain.

Rothenbach (Wurtemberg). T. 12 degrés. Goutte, rhumatisme, dermatoses.

Saxon (Suisse, Valais). T. 25 degrés. Engorgements strumeux, chlorose. — Eau iodurée ; exportation.

Schlangenbad (duché de Nassau). A. 297 mètres. T. 28 à 32 degrés. Névropathies, diathèses diverses. — Station fréquentée.

Schongau (Suisse, Lucerne). T. froide. — Assez fréquentée.

Solan-de-Cabras (Espagne, Cuença). T. 19 degrés. Rhumatisme, affections nerveuses. — Établissement.

Sprofondo (Toscane). T. 17 à 31 degrés. — Bains et boisson.

Stubitza (Autriche, Croatie). T. 54 degrés. — Station restaurée.

Töplitz (Hongrie). T. 36 à 40 degrés. Applications diverses. — Eau sulfureuse ; bonne installation.

Thalgout (Suisse, Berne). A. 544 mètres. T. 12 degrés. Névropathies, rhumatisme. — Odeur sulfureuse.

Thusis (idem, Grisons). Rhumatisme, dermatoses. — Station fréquentée.

Topusko (Autriche, Croatie). T. 49 à 58 degrés. Applications diverses. — Sources nombreuses ; piscines ; bains de boue ; hôpital militaire.

Tüffer ou Römerbad (idem, Styrie). T. 38 degrés. Névropathies, rhumatisme, paralysies. — Station antique ; bonne installation.

Tver (Russie d'Europe). T. 5 à 8 degrés.

Urberoaga (Espagne, Guipuzcoa). T. 31 degrés. Dyspepsie, affections génito-urinaires. — Bonne installation.

Weissbad (Suisse, Appenzell). T. froide. — Cure de petit-lait ; bonne installation.

TROISIÈME DIVISION.

BICARBONATÉES MIXTES.

France.

Aurensan (Gers). T. 17 degrés. — Établissement ; bains de boue.

Avesne (Hérault). A. 287 mètres. T. 28°,7. Dermatoses, ulcères. — Station restaurée.

Bondonneau (Drôme). T. froide. — Station nouvelle ; eau iodo-bromurée ; exportation.

Bourg-d'Oisans (Isère). T. froide. — Eau sulfurée.

Bulgnéville (Vosges). T. froide. — Puits artésien.

Bussiares (Aisne). T. froide.

Celles (Ardèche). T. 15 à 25 degrés. Applications diverses. — Station nouvelle ; eau gazeuse et ferrugineuse.

Chalonnes (Maine-et-Loire). T. froide.

Chambon (Puy-de-Dôme). T. 12 degrés. Dyspepsie, chlorose. — Boisson.

Chaumont (Maine-et-Loire). T. froide.

Duivon (Loire). — Quelque analogie avec l'eau de Saint-Alban.

Évian (Savoie). T. 12 degrés. Dyspepsie acide, gastralgie, affections vésicales. — Station attrayante ; bonne installation.

Forges-sur-Briis (Seine-et-Oise). T. froide. Diathèse strumeuse.

Juré (Loire). T. 13 degrés.

Labarthe-de-Neste (Hautes-Pyrénées). T. 13 à 14 degrés.

Médague (Puy-de-Dôme). T. 15 à 16 degrés. Dyspepsie, gravelle, chlorose, fièvres intermittentes. — Boisson.

Monestier-de-Clermont, le (Isère). T. 12 degrés. — Bonne eau de table.

Mont-Dore (Puy-de-Dôme). A. 1046 mètres. T. 12 à 45°,5. Rhumatisme, affections pulmonaires. — Station antique; huit sources; eau ferrugineuse et arsénicale; bains; boisson; inhalations.

Néris * (Allier). A. 260 mètres. T. 46 à 52 degrés. Névropathies, affections rhumatismales, paralysies. — Vaste et belle installation.

Pont-Gibaud (Puy-de-Dôme). T. froide. Dyspepsie, chlorose.

Renaison (Loire). T. froide. — Boisson; exportation.

Royat et Chamalières (Puy-de-Dôme). A. 450 mètres. T. 19 à 35°,5. Rhumatisme, névropathies, affections catarrhales pulmonaires. — Bonne installation.

Sail-les-Chateaumorand (Loire). T. 10 à 34 degrés. Rhumatisme, affections utérines, dermatoses. — Une ferrugineuse, deux sulfureuses; bonne installation.

Sail-sous-Couzan (Loire). T. 13 degrés. Dyspepsie, chlorose, gravelle. — Exportation.

Saint-Nectaire (Puy-de-Dôme). A. 728 mètres. T. 18 à 40°,9. Rhumatisme, atonie digestive, leucorrhée. — Incrustations; trois établissements.

Saint-Ours (Puy-de-Dôme). T. froide. — Boisson.

Saint-Pardoux (Allier). A. 310 mètres. T. 12°,80. Engorgements viscéraux, affections vésicales. — Exportation.

Scey (Haute-Saône). T. froide.

Soucheyre (Haute-Loire). — Riche en acide carbonique.

Soudon (Maine-et-Loire). T. froide.

Veyrasse, la (Hérault). T. froide.

Algérie et colonies.

Hammam-Berda (Constantine). T. 29 degrés. — Constructions antiques ; sources abondantes.

Mouzaïa-les-Mines (Algérie). T. 15°,7 à 21 degrés. Fièvres intermittentes. — Boisson de table.

Oioun-Sckhakna (Algérie, Alger). T. 17 degrés. Eaux toniques et digestives. — Pas d'installation.

Réunion (île de) ou Bourbon (Afrique française). T. 32°,5. Dyspepsie, entéralgie, gravelle etc.

Étranger.

Abensberg (Bavière). Rhumatisme, goutte, catarrhe vésical. — Traces de cuivre.

Alange (Espagne, Badajoz). T. 28 degrés. Rhumatisme, névropathies. — Station antique.

Allegrezza (Toscane). T. 15 degrés. — Odeur sulfureuse.

Alt-Sohl (Hongrie). T. froide.

Annaberg (Saxe). T. 22 degrés.

Arapataka, Arndorf (Autriche, Transylvanie). T. 12 degrés. — Fréquentée.

Bristol (Angleterre, Glocester).

Bruckenau (Bavière). T. froide. — Une ferrugineuse bicarbonatée, très-gazeuse.

Castellamare (Naples). T. 14 à 19 degrés. Indications diverses. — Une source sulfureuse, une ferrugineuse ; boisson.

Chaves (Portugal, Tras-os-Montes). T. 54 degrés. — Ruines antiques ; eaux sulfureuses.

Cheltenham (Angleterre, Glocester). T. 7 à 19 degrés. Applications très-diverses. — Sources variées ; station fréquentée.

Courmayeur (Italie, Aoste). A. 1218 mètres. T. 17 à 35 degrés. Dermatoses, affections strumeuses. — Station de touristes.

Daruvar (Autriche, Esclavonie). T. 40 à 47 degrés. — Minéralisation faible ; établissement ; boues utilisées.

Deinach (Allemagne, Wurtemberg). T. froide. Dyspepsie, chlorose. — Boisson.

Kis-Kalan (Autriche, Transylvanie). T. 30 degrés.

Krankenheil (Bavière). A. 809 mètres. T. 8 à 9 degrés. Affections strumeuses et cutanées. — Exportation.

Landeck (Prusse, Silésie). A. 469 mètres. T. 18 à 29 degrés. Rhumatisme goutteux, affections utérines. — Bonne installation.

Langenbrücken (grand-duché de Bade). T. 12 à 14 degrés. Affections catarrhales. — Bonne installation.

Levana (Toscane). T. 15 degrés. Affections strumeuses, rachitisme.

Ludwigsbrunnen (grand-duché de Hesse). T. 12 degrés. — Gazeuse ; eau de table.

Luhatschowitz (Autriche, Moravie). T. 8 à 9 degrés. Affections catarrhales bronchiques, affections utérines et strumeuses. — Eau iodo-bromurée.

Nieratz (Allemagne, Wurtemberg). T. 10 degrés. Effets sédatifs. — Piscine.

Pelaghe (Toscane). T. 37°,5. Rhumatisme, goutte, paralysies.

Reinerz (Prusse, Silésie). A. 560 mètres. T. 9 à 17 degrés. Affections catarrhales bronchiques, névropathies, chlorose. — Sources nombreuses ; bonne installation.

Reutlingen (Allemagne, Wurtemberg). T. 12 à 13 degrés. Affections catarrhales bronchiques.

Roisdorf (Prusse, Province rhénane). T. 8°,5. Affections

des organes digestifs et urinaires. — Grande exportation ; eau de table.

Rostock (Suède). — Établissement.

Saint-Vincent (Italie, Aoste). T. 13 degrés. Dyspepsie, gravelle. — Boisson.

Schwalheim (Hesse-Électorale). T. 10 degrés. Dyspepsie, toutes les maladies des organes digestifs. — Excellente eau de table ; établissement hydrothérapique modèle ; exportation considérable.

Szalathnya (Hongrie). T. 14 degrés. — Exportation.

Teinach (Allemagne, Wurtemberg). A. 403 mètres. T. 9 degrés. Affections nerveuses. — Complément de Wildbad.

Eaux sulfatées.

Le soufre a été souvent considéré comme un des principaux agents minéralisateurs ; indépendamment de nombreux sulfures, on trouve assez communément des sulfates dans la constitution des couches terrestres. Aucun n'est plus abondant que le sulfate de chaux ou *gypse* qui, dans les anciennes formations du trias, est en rapport avec les dolomies et les sels gemmes, et qu'on retrouve encore dans les terrains supérieurs ou tertiaires beaucoup plus récents. Aussi les eaux minérales entraînent-elles souvent des sulfates, plus ou moins, selon la solubilité de ces sels.

Ce que nous savons de la constitution du globe, nous autorise à rattacher les eaux *sulfatées sodiques* surtout aux terrains massifs ou d'origine ignée ; les *sulfatées magnésiques* en grande partie aux réactions de l'eau séléniteuse (sulfate de chaux) sur les roches dolomitiques (carbonate de chaux et de magnésie), dans les formations du trias. Quant aux eaux plus particulièrement *sulfatées calciques*, il est évident qu'elles appartiennent le plus souvent aux terrains de sédiment supérieurs. Les *mixtes* ont une origine variable.

Leurs températures sont des plus diverses. Avec les profondeurs des milieux de minéralisation elles sont tantôt tout à fait froides ou tempérées, tantôt d'une assez haute thermalité. Mais assez généralement on observe que cette température est en raison inverse de la minéralisation. La plupart des sulfatées fortes sont froides.

Que dire de ces eaux en général au point de vue thérapeutique? Il en est de tellement riches en sels neutres de magnésie et de soude qu'elles ont une réputation populaire comme eaux franchement purgatives. Celles dont la minéralisation est plus légère, agissent au moins en excitant un mouvement plus rapide dans toutes les fonctions de la vie nutritive. Il en est qui doivent évidemment leur action plus particulièrement altérante ou sédative, ou tonique etc., à la présence d'agents accessoires en apparence, tels que le fer, l'iode, l'arsenic. Enfin, dans beaucoup de ces eaux la composition est tellement complexe, qu'il serait vraiment bien difficile de faire la part de chaque agent dans les effets produits; ou tellement légère, qu'au point de vue de la matière médicale on serait tenté de les croire dépourvues d'effets curatifs ou de n'y voir qu'une simple question de thermalité. Mais chaque jour, à mesure que nos sciences d'observation et nos moyens d'analyse ont fait un pas, nous constatons que la nature la plus apparente d'une eau n'a souvent qu'une valeur secondaire; que c'est à tel principe énergique dont l'eau semblait ne renfermer que des traces, qu'il convient quelquefois d'accorder principalement son attention.

La spécialisation des eaux sulfatées dans le traitement

des maladies varie donc pour ainsi dire avec chaque station. Aussi les voit-on s'appliquer plus particulièrement ici à telle ou telle forme d'affection rhumatismale et de paralysie, là à telle ou telle forme d'affection des voies digestives ou des viscères abdominaux ; tantôt ailleurs au traitement des névropathies ou à celui des affections des organes génito-urinaires ; tantôt plus particulièrement à la goutte et à certaines natures d'affections calculeuses ; enfin aux diathèses et aux cachexies les plus diverses.

En beaucoup de lieux, sans doute, on a singulièrement agrandi le cercle d'action thérapeutique des eaux. Tout en faisant ici la part de l'inconnu, il est sage de ne pas contredire les résultats qu'une observation clinique intelligente, consciencieuse et réfléchie aurait pu constater.

PREMIÈRE DIVISION.

SULFATÉES SODIQUES.

France.

Évaux (Creuse). A. 466 mètres. T. 26 à 55 degrés. Rhumatisme, affections chroniques diverses. — Établissement thermal.

Miers (Lot). T. froide. Engorgements abdominaux.

Plombières * (Vosges). A. 430 mètres. T. 11 à 71 degrés. Affections rhumatismales diverses, paralysies, névropathies, dyspepsie etc. — Légèrement arsénicale ; une source ferrugineuse ; station antique des plus remarquables de France ; hôpital civil et militaire ; magni fiques étuves.

Vicoigne (Nord). T. froide.

Vrécourt (Vosges). T. 9 degrés.

Étranger.

Aarzihle (Suisse, Berne). A. 522 mètres. T. 26 degrés. Dermatoses. — Un peu sulfureuse ; bains.

Adorf (Saxe). Deux sources chlorurées sodiques.

Alexisbad (Allemagne, Anhalt-Bernburg). T. froide. Effets reconstituants. — Bonne installation ; sources variées ; une ferrugineuse.

Also-Sebes (Hongrie). T. froide. Lymphatisme, affections strumeuses. — Bonne installation ; boisson et bains.

Bertrich (Prusse, Coblenz). T. 32 degrés. Affections rhumatismales. — Bonne installation ; boisson et bains.

Boll (Wurtemberg). A. 422 mètres. T. froide. Affections bronchiques. — Boisson ; bains ; inhalations.

Bramsted (Holstein). T. froide.

Bruszno (Hongrie). T. 18 à 20 degrés. — Fréquentée.

Clifton (Angleterre, Glocester). T. 24 degrés. — Station agréable.

Craveggia (Italie, Palanza). T. 27 degrés. Affections strumeuses et arthritiques. — Bains et boisson.

Elster * (Allemagne, Saxe). A. 414 mètres. T. froide. Dyspepsie, chlorose. — Eau ferrugineuse.

Franzensbad (Autriche, Bohème). A. 613 mètres. T. froide. Anhémie. — Eau ferrugineuse ; bains et inhalations d'acide carbonique.

Gastein * (Autriche, Salzbourg). A. 1075 mètres. T. 31 à 71 degrés. Rhumatisme, paralysies, névropathies. — Minéralisation légère ; bonne installation ; très-fréquentée ; piscine pour les chevaux.

Groos-Wunitz (Bohème). T. 12 à 13 degrés. Effets pur gatifs. — Forte minéralisation.

Guardia-Vieja (Espagne, Almeria). T. 23 à 40 degrés. Rhumatisme, dermatoses. — Eau sulfureuse ; piscine.

Hardeck (Bavière). Effets toniques.

Hildegarde-Brunnen (Hongrie). T. froide. Eau purgative.

Karlsbad (Autriche, Bohème). A. 380 mètres. T. 30 à 73 degrés. Dyspepsie, gravelle, affection du foie etc. — Eau gazeuse, incrustante; station célèbre.

Kis-Czeg (Autriche, Transylvanie). T. froide. Eau purgative.

Laszina (Autriche, Croatie). Dyspepsie. — Très-gazeuse (remarquable).

Malvern, Great (Angleterre, Worcester). T. 11 degrés. — Beau site.

Marienbad (Autriche, Bohème). A. 644 mètres. T. froide. Dyspepsie, lymphatisme, obésité. — Sources nombreuses ; exportation considérable ; bains gazeux.

Métélin (Turquie). T. 32 à 42 degrés. Rhumatisme, dermatoses. — Ancienne Lesbos.

Païpa (Amérique, Nouvelle-Grenade). T. 56 à 73 degrés. — Très-forte minéralisation.

Reitenau (Allemagne, Wurtemberg). T. 13 degrés. Névropathies, leucorrhée. — Bains.

Roggendorf (Autriche, Provinces danubiennes). T. froide. Eau purgative.

Rohitsch (Autriche, Styrie). T. 12 degrés. Dyspepsie, affections catarrhales, engorgements abdominaux. — Bonne installation ; fréquentée.

Ronneby (Suède). — Fréquentée.

Sebastianweiler (Allemagne, Wurtemberg). T. 17 degrés. Effets diurétiques. — Bonne installation.

Spital (Angleterre, Durham). T. froide. Eau purgative.

Termini (Italie, Sicile). T. 47 degrés. Paralysies, dermatoses, affections articulaires. — Station antique.

Tur (Autriche, Transylvanie). T. froide. Eau purgative. — Exportation.

Vacia-Madrid (Espagne, Madrid). T. 19 degrés. Très-purgative.

Valde de la Cueva (Espagne, Madrid). T. froide. Dermatoses. — Établissement.

Vicarello (Italie, États romains). T. thermale. — Ruines antiques.

Victoria-Spa (Angleterre, Warwick). Dyspepsie, engorgements du foie etc. — Établissement.

Warmbrunn (Prusse, Liegnitz). A. 361 mètres. T. 37 à 40 degrés. Catarrhe bronchique, rhumatisme névropathique. — Bains; piscines; inhalations.

DEUXIÈME DIVISION.

SULFATÉES CALCIQUES.

France.

Audinac (Ariége). T. 22°,7. Affections des voies digestives et urinaires. — Eau ferrugineuse; établissement.

Aulus (Ariége). T. 20 degrés. Indications diverses. — Établissement.

Bio (Lot). T. froide. — Eau sulfureuse.

Capvern (Hautes-Pyrénées). T. 24°,37. Catarrhe vésical. — Petit établissement.

Contrexeville (Vosges). T. froide. Gravelle, catarrhe vésical, goutte. — Station réputée; boisson; exportation.

Cransac (Aveyron). T. froide. Indications diverses, fièvres intermittentes. — Composition variable; émanations gazeuses.

Encausse (Haute-Garonne). T. 22 degrés. Névropathies, fièvres intermittentes, affections utérines. — Établissement.

Gadinière, la (Ain). T. froide.

Martigny (Vosges). Affections des voies urinaires. — Établissement nouveau.

Monestier de Briançon, le (Hautes-Alpes). T. 22 à 45 degrés. Affections articulaires, anciennes blessures, dyspepsie. — Bains et boisson.

Outrancourt (Vosges). T. froide. Légèrement purgative.

Propiac (Drôme). T. 16 degrés. Affections diverses. — Établissement.

Saint-Amand (Nord). T. 19°,5. Diathèse rhumatismale. — Bains de boue renommés.

Sainte-Marie (Hautes-Pyrénées). T. 17 degrés. Dermatoses, engorgements abdominaux. — Petite station.

Siradan (Hautes-Pyrénées). T. froide. Dyspepsie, chlorose, gravelle. — Deux sources ferrugineuses ; assez fréquentée.

Villeminfroy (Haute-Saône). T. froide. Affections chroniques du foie, gravelle.

Vittel (Vosges). A. 336 mètres. T. 11°,25. Mêmes usages qu'à Contrexeville. — Bonne installation ; exportation.

Algérie.

Hammam-Rir'a (Algérie). T. 40 à 51 degrés. Rhumatisme, anciennes blessures. — Sources nombreuses ; deux ferrugineuses, dont une thermale ; piscines.

Étranger.

Alhama de Murcia (Espagne, Murcie). T. 33 à 45 degrés. Rhumatisme, fièvres intermittentes. — Station antique.

Arechavaleta (Espagne, Guipuzcoa). T. 17°,5. — Établissement.

Asciano (Toscane, Pise).

Baden (Autriche, près Vienne). T. 28 à 36°,5. Affections rhumatismales, dermatoses etc. — Station antique ; belle installation ; piscines de natation.

Baden (Suisse, Argovie). A. 541 mètres. T. 46 à 50 degrés. Affections rhumatismales, névropathies etc. — Belle installation ; bains prolongés ; inhalations.

Bath (Angleterre, Sommerset). T. 43 à 47 degrés. Rhumatisme, névropathies, chlorose. — Station antique ; grande fréquentation.

Bentheim (Hanovre). T. 12 degrés.

Berka (Saxe-Weimar). Rhumatisme, paralysies. — Bains et douches.

Bex (Suisse, Vaud). T. 10 à 12 degrés. Dermatoses, affections strumeuses. — Salines à proximité.

Boccheggiano (Toscane). T. 17 degrés. — Plusieurs sources ferrugineuses.

Bodajk (Hongrie). T. 16 degrés. Dermatoses. — Source abondante ; réputée.

Caldas de Bohi (Espagne, Lerida). T. 48 degrés. Rhumatisme, dermatoses. — Plusieurs sources sulfurées.

Castel-Doria (Sardaigne, Busachi). T. 67 degrés. — Bains en plein air.

Cetona (Toscane). T. 15 degrés.

Chianciano (Toscane). T. 15 à 36 degrés. Effets toniques. — Bains fréquentés ; eau un peu alumineuse.

Chiclana (Espagne, Cadix). T. 19 degrés. Dermatoses. — Eau sulfureuse ; bains et boisson ; exportation.

Colombajo (Toscane). T. 18 degrés. — Acides sulfhydrique et carbonique.

Dinsdale (Angleterre, York). T. 11 degrés. Dyspepsie. — Eau sulfureuse.

Eilsen (Allemagne, Schaumbourg-Lippe). T. 15 degrés. Catarrhe bronchique, affections articulaires. — Eau sulfureuse ; boues utilisées.

Eppenhausen (Prusse, Westphalie). Rhumatisme, goutte.

Fiestel (Prusse, Westphalie). T. 12 à 14 degrés. — Acides sulfhydrique et carbonique.

Filetta (Toscane). T. 33 degrés. Névropathies, dysménorrhée.

Fordongianus (Sardaigne, Cagliari). T. 66 degrés. Dermatoses. — Station antique, négligée.

Goschwitz (Saxe-Weimar). T. froide. Eau purgative.

Günthersbad (Allemagne, Schwarzbourg-Sondershausen). T. 13 degrés. — Une source salée.

Gurnigel (Suisse, Berne). A. 1197 mètres. T. 8 degrés. Troubles digestifs. — Acides sulfhydrique et carbonique ; hydrogène carboné.

Holzhausen (Prusse, Rhaden). T. 11 degrés. Rhumatisme, névropathies. — Eau ferrugineuse ; établissement.

Knoutwyl (Suisse, Lucerne). T. 10 degrés. Névropathies, chloro-anhémie. — Eau ferrugineuse.

Kreuth (Allemagne, Haute-Bavière). A. 960 mètres. T. 12 à 14 degrés. Affections catarrhales. — Bonne installation ; cure de petit-lait.

Lauchstadt (Prusse, province de Saxe). T. 10°,5. Névropathies, atonie. — Eau ferrugineuse ; bonne installation.

Loèche ou Leuck (Suisse, Valais). A. 1415 mètres. T. 31 à 51 degrés. Rhumatisme, paralysies, dermatoses. — Piscines ; bains prolongés.

Losdorf (Suisse, Soleure). A. 678 mètres. T. froide. — Bains et boisson.

Lucques * (Toscane). T. 39 à 54 degrés. Rhumatisme, névropathies. — Ancienne réputation.

Montbarri (Suisse, Fribourg). A. 944 mètres. T. 11 degrés. Rhumatisme, dermatoses. — Établissement.

Monte Alceto (Toscane). T. 22 à 34 degrés. Affections rhumatismales, articulaires, paralysies. — Piscines naturelles.

Pise (Toscane). T. 29 à 44 degrés. Rhumatisme, névralgies, affections utérines. — Établissement.

Quinto (Espagne, Saragosse). T. 17 à 22 degrés. Affections intestinales, cachexie syphilitique. — Très-fréquentée.

Sacedon, la Isabella (Espagne, Guadalajara). T. 29 degrés. Rhumatisme, névropathies, dermatoses. — Réputation ancienne; bonne installation; exportation.

San-Bernardino (Suisse, Grisons). A. 1754 mètres. T. 10 degrés. Dyspepsie. — Station fréquentée.

Segura de Aragon (Espagne, Teruel). T. 24 degrés. Rhumatisme.

Sklo (Autriche, Gallicie). Rhumatisme, dermatoses. — Établissement militaire.

Szkleno (Hongrie). T. 24 à 55 degrés. Rhumatisme, goutte, dermatoses. — Eaux abondantes; station fréquentée.

Villatoya (Espagne, Albacète). T. 30 degrés. Rhumatisme. — Piscines.

Viterbe (Italie, États romains). A. 400 mètres. T. 44 à 60 degrés. Rhumatisme, goutte, chlorose, syphilis. — Une source iodurée; une ferrugineuse.

Vöslau (Autriche). T. 25 degrés. Névropathies, catarrhes génito-urinaires. — Bonne installation.

Weissenburg (Suisse, Berne). A. 1000 mètres. T. 21 à 23 degrés. Catarrhe bronchique, névropathies. — Bonne installation.

TROISIÈME DIVISION.

SULFATÉES MAGNÉSIQUES.

France.

Bagnères-Saint-Félix (Lot). T. 19 degrés.

Ginoles (Aude). T. 30 degrés. — Bains et boisson.

Sermaize (Marne). A. 136 mètres. T. 11 degrés. Effets diurétiques et purgatifs, dyspepsies. — Établissement.

Étranger.

Alhama de Aragon (Espagne, Saragosse). T. 35 degrés. Rhumatisme, affections calculeuses. — Établissement.

Alhama de Granada (Espagne, Grenade). T. 45 degrés. Affections rhumatismales. — Antique station.

Almeria (Espagne, Pechina). T. 52°,5. Rhumatisme, paralysies. — Source abondante ; établissement.

Bellus (Espagne, Valence). T. 27 degrés. Affections rhumatismales. — Piscines.

Birmenstorf (Suisse, Argovie). T. 10 degrés. — Boisson.

Burgbernheim (Bavière). T. 8 degrés. — Beau site.

Buzot (Espagne, Alicante). T. 41 degrés. Rhumatisme, dermatoses. — Station antique ; éruption de vapeurs brûlantes ; bonne installation.

Epsom (Angleterre, Sussex). — Source célèbre ; boisson ; exportation.

Eptingen (Suisse, Bâle-Campagne). T. 7 degrés.

Frailes (Espagne, Jaen). T. 17 à 19 degrés. Dermatoses. — Bains et boisson.

Gran (Hongrie). T. 12 degrés. Eau purgative. — Connue dans l'antiquité.

Gross-Albertshofen (Bavière). — Réputation ancienne.

Hockley-Spa (Angleterre, Essex).

Jaen (Espagne, Jaen). T. 31 degrés. Rhumatisme, paralysies. — Établissement.

Mala (Espagne, Grenade). T. 22 à 32 degrés. Rhumatisme, dermatoses. — Eau ferrugineuse ; piscines.

Marbella (Espagne, Grenade). T. 25 degrés. — Boisson et bains.

Olves (Autriche, Transylvanie). T. 14 degrés. Eau purgative.

Pülna (Autriche, Bohème). T. froide. Eau purgative. — Exportation.

Saidschütz (Autriche, Bohème). T. 10 degrés. Eau purgative. — Exportation.

Scarboroug (Angleterre, York). T. froide. — Ferrugineuse.

Sedlitz (Autriche, Bohème). Eau purgative. — Formant groupe avec Pülna et Saidschütz.

Steinwasser (Autriche, Bohème). Eau purgative. — Comme les précédentes.

Tardon (Espagne, Séville). T. 25 degrés. — Ferrugineuse.

Venelle (Toscane). T. 25 degrés. Rhumatisme, affections nerveuses. — Bains.

Villavieja de Nules (Espagne, Castellou de la Plana). T. 30 à 46 degrés. Rhumatismes. — Établissement ; exportation.

Windsor-Forest (Angleterre, Berkshire). Eau purgative.

QUATRIÈME DIVISION.

SULFATÉES MIXTES.

France.

Dax (Landes). T. 31 à 61 degrés. Rhumatisme etc. — Sources nombreuses ; station antique.

Étranger.

Buschbad (Allemagne, Saxe). T. 9 degrés.

Dribourg (Prusse, Westphalie). T. 10 degrés. Indications diverses. — Une ferrugineuse ; une sulfureuse ; bonne installation.

Elorrio (Espagne, Biscaye). T. 15 degrés. Dermatoses. — Eau sulfureuse.

Friedrichshall (Allemagne, Saxe-Meiningen). T. 8°,1. Eau purgative. — Exportation.

Haj-Stubna (Hongrie). T. 44 degrés. Eau purgative. — Établissement.

Kovaszna (Autriche, Transylvanie). T. 13 degrés. — Ferrugineuse ; bains et boisson.

Lavey (Suisse, Vaud). T. 43 degrés. Rhumatisme, affections strumeuses. — Établissement.

Meinberg (Allemagne, Lippe-Detmold). T. 7 à 12 degrés. Affections articulaires, diathèse strumeuse, catarrhes etc. — Sources nombreuses ; acide carbonique.

Peide (Suisse, Grisons). A. 792 mètres. T. 7 degrés. Névropathies, dermatoses. — Bains et boisson.

Requena (Espagne, Cuença). T. 20 degrés. Chlorose, ulcères.

Roselle (Toscane). T. 37 degrés. — Station antique.

San-Martino (Sardaigne). T. froide. Dyspepsie. — Piscine naturelle.

Ugod (Hongrie). T. 13 degrés. Dyspepsie, catarrhe vésical, affections utérines. — Établissement.

Eaux ferrugineuses.

Aucun métal n'est répandu plus que le fer. On en trouve dans les terrains de tous les âges, soit à l'état de minérai proprement dit (oxydes et carbonate), soit à l'état de sulfures (pyrites); tantôt en masse, tantôt latent ou disséminé. Il est rare qu'une roche n'en renferme au moins des traces. Aussi peut-on dire qu'il n'est guère d'eaux minéralisées qui soient absolument dépourvues d'un peu de fer en dissolution.

Mais pour qu'une eau soit réputée ferrugineuse, il faut qu'elle le soit assez pour se montrer sensible aux réactifs du fer, qu'elle se trahisse au goût par une saveur plus ou moins atramentaire, qu'elle devienne plus particulièrement propre à la médication tonique, reconstituante de la composition du sang. Il faut aussi, pour qu'une eau soit classée parmi les ferrugineuses, qu'elle ne renferme pas trop d'autres principes pouvant établir une autre caractérisation.

Nous avons déjà dit que la dissolution du fer peut être opérée par des acides organiques, tels que l'acide crénique signalé dans les terrains tourbeux; mais qu'elle se fait le plus ordinairement par l'acide carbonique provenant de l'air et des fermentations superficielles de l'humus, ou se dégageant des profondeurs terrestres. Cet acide d'émanation souterraine en certains lieux, est assez abondant pour que l'eau en devienne très-éminemment gazeuse.

Quand l'eau ferrugineuse est sulfatée, sa minéralisation est ordinairement le résultat de la transformation du sulfure de fer. En même temps se forment assez habituellement du sulfate d'alumine et plus ou moins de sels métalliques rendant l'eau plus propre à certains traitements externes, mais pouvant lui enlever l'aptitude à servir de boisson.

En général, ce sont les eaux bicarbonatées qui, pour l'usage interne, méritent la préférence.

La grande diversité d'origine des eaux ferrugineuses explique toutes les nuances de composition qu'on y rencontre. Beaucoup sont légèrement arsénicales, et cela se conçoit; l'arsenic est un des plus inséparables compagnons du fer. Il en est de même de l'iode dans certains terrains. Beaucoup de sels, chlorure de sodium, bicarbonate de soude etc., peuvent encore s'y trouver en notable proportion, en sorte que ces eaux, tout en conservant leur caractère thérapeutique dominant, leur application vulgaire au traitement spécial de la chlorose, de l'anhémie et de beaucoup d'états atoniques, peuvent être distinguées entre elles pour une foule d'indications accessoires. Un petit nombre de ces eaux sont de plus assez notablement manganésiennes. Leurs conditions de thermalité font aussi varier leur mode d'emploi. Presque toutes sont froides; on peut dire qu'une température un peu élevée est, dans les eaux ferrugineuses, une bien rare exception.

La plupart demandent à être bues sur place, car elles sont très-altérables au contact de l'air, par la tendance qu'a la base ferreuse à passer rapidement à l'état de peroxyde avec précipitation. Les bicarbonatées, qui sont d'un si grand usage, ne sont propres à l'embouteillage et à la transportation qu'à la condition qu'elles conservent assez d'acide carbonique pour maintenir le sel ferreux à l'état de bicarbonate. Dans bien des cas on rend ces eaux gazeuses artificiellement. Est-ce une fraude? Oui, quand l'addition n'est pas déclarée ; mais quand elle l'est, on ne trompe personne. L'eau n'en est que plus agréable à boire et la conservation de ses principes naturels est ainsi assurée, au grand avantage des malades qui ne peuvent se rendre aux sources.

Dans les travaux de captage, qui se font à la plupart de ces sources ferrugineuses bicarbonatées, on a soin d'éviter tout contact avec l'air quand on se propose d'établir une fontaine à distance à l'aide de quelque canal de conduite. Autrement, on verrait s'établir sur le trajet des conferves qui paraissent vivre aux dépens du sel même, et ne laisseraient bientôt arriver à destination qu'une eau déminéralisée.

PREMIÈRE DIVISION.

FERRUGINEUSES BICARBONATÉES.

France.

Abbecourt (Seine-et-Oise). T. froide. — Boisson.

Abrest (Allier). T. 15 degrés. — Forage artésien ; source abondante.

Albens (Savoie). Effets diurétiques. — Gazeuse ; estimée.

Allezani (Corse). T. 13 degrés. — Gazeuse légère.

Ambert (Puy-de-Dôme). — Gazeuse.

Amphion (Savoie, près d'Évian). T. froide. — Gazeuse ; boisson.

Andabre (Aveyron). T. froide. Troubles digestifs. — Bicarbonatée sodique et gazeuse.

Angers (Maine-et-Loire). — Puits ferrugineux.

Arlanc (Puy-de-Dôme). T. froide. — Boisson.

Auctoville (Calvados). T. froide. — Traces de manganèse.

Augnat (Puy-de-Dôme). T. froide. Chlorose, anhémie, gravelle. — Boisson.

Aumale (Seine-Inférieure). T. froide. — Trois sources.

Barberie (Loire-Inférieure). T. 16 degrés.

Barbotan (Gers). T. 31 à 38°,7. Indications diverses. — Boues surtout utilisées.

Beaulieu (Puy-de-Dôme). T. froide. Chlorose etc.

Beaupréau (Maine-et-Loire). T. froide. — Légèrement arsénicale.

Bellesme (Orne). T. 10 degrés. — Deux sources.

Belloc (Gironde). T. froide.

Bernos (Gironde). T. froide.

Besse (Puy-de-Dôme). T. froide.

Bétaille (Corrèze). T. froide. — Odeur sulfureuse.

Bléville (Seine-Inférieure). T. froide. — Au bord de la mer.

Boisse, la (Savoie). — Gazeuse.

Bonne-Fontaine (Moselle). T. froide.

Boulogne-sur-Mer (Pas-de-Calais). T. froide. — Bains de mer ; une source ferrugineuse.

Boulou, le (Pyrénées-Orientales). T. froide. — Quatre sources.

Bourrasol (Haute-Garonne). T. 16 à 17°,2. — Acides carbonique et sulfhydrique.

Busignargues (Hérault). T. 16 degrés.

Bussang (Vosges). T. 13 degrés. Dyspepsie, gastralgie, chlorose. — Gazeuse ; très-bonne eau de table ; exportation.

Campagne (Aude). T. thermale. Dyspepsie, indications ordinaires. — Deux sources.

Cassuéjols (Aveyron). T. froide. — Gazeuse ; riche minéralisation.

Castel-Jaloux (Lot-et-Garonne). T. froide. — Établissement.

Cayla, le (Aveyron). T. froide. — Trois sources ; gazeuse légère.

Chabetout (Puy-de-Dôme). T. froide. — Source abondante ; établissement projeté.

Chapelle-Godefroy (Aube). T. froide.

Charbonnières (Rhône). T. froide. Indications diverses des eaux ferrugineuses. — Établissement ; fréquentée.

Château-Gontier (Mayenne). T. 7 degrés. Dyspepsie, anhémie, chlorose. — Établissement hydrothérapique.

Châteauneuf (Puy-de-Dôme). A. 382 mètres. T. 15 à 37 degrés. Dyspepsie, gastralgie etc. — Sources nombreuses ; plusieurs établissements.

Chemillé (Maine-et-Loire). T. froide. — Minéralisation faible.

Clermont (Puy-de-Dôme). A. 407 mètres. T. 14 à 22 degrés. Indications diverses. — Riche minéralisation ; eaux incrustantes.

Collioure (Pyrénées-Orientales). T. 16°,9. — Minéralisation légère.

Corneilla-de-la-Rivière (Pyrénées-Orientales). T. 17 degrés. — Minéralisation légère.

Couchons (Pyrénées-Orientales). T. 15 degrés. — Minéralisation légère.

Courpière (Puy-de-Dôme). T. froide. Dyspepsie, anhémie, gravelle urique. — Bonne minéralisation.

Cours (Gironde). T. froide. — Bains et boisson.

Crèches (Saône-et-Loire). T. froide.

Credo (Gironde). T. froide.

Cusset (Allier). T. 16°,8. — Bicarbonatée sodique ferrugineuse ; établissement.

Domeray (Maine-et-Loire). T. 11 degrés. — Arsénicale.

Durtal (Maine-et-Loire). T. 11 à 12 degrés. — Arsénicale.

Ébeaupin (Loire-Inférieure). T. 13 degrés. Cachexie suite de fièvres intermittentes.

Écuillé (Maine-et-Loire). T. froide. — Deux sources.

Embelle (Cantal). T. froide. Gastralgie, engorgements abdominaux. — Petit établissement.

Épervière (Maine-et-Loire). T. froide.

Épinay, l' (Seine-Inférieure). T. 15 degrés.

Err (Pyrénées-Orientales). — Importance locale.

Estoher (Pyrénées-Orientales). T. 15 degrés. — Boisson.

Etuz (Haute-Saône). T. 11 degrés. — Exploitation antique ; source abondante.

Feneu (Maine-et-Loire). T. froide.

Feurs (Loire). T. froide. — Odeur sulfureuse.

Fontaine-Bonneleau (Oise). T. 9 à 10 degrés. — Très-abondante ; boisson.

Fontanes (Cantal). T. froide. Dyspepsie, chlorose. — Fréquentée.

Fontaneyre (Cantal). T. froide.

Forceral (Pyrénées-Orientales). T. 18 degrés. — Gazeuse.

Forges-les-Eaux (Seine-Inférieure). T. 7 degrés. Chloro-anhémie, stérilité. — Établissement.

Forges (Loire-Inférieure). T. froide. Chlorose, atonie digestive.

Fouilloux (Cantal). T. froide. Chlorose, atonie digestive. — Réputation locale.

Gimeaux (Puy-de-Dôme). T. 24 à 25 degrés. — Source très-abondante ; incrustations.

Glaine-Montaigut (Puy-de-Dôme). T. froide. Dyspepsies.

Glorianes (Pyrénées-Orientales). T. 12 degrés. — Boisson.

Gohier (Maine-et-Loire). T. 13 degrés.

Gournay (Seine-Inférieure). T. froide. — Usitée de longue date.

Gramat (Lot). T. froide. — Réputation locale.

Grandeyrol (Puy-de-Dôme). T. 10 à 13 degrés. Eau digestive. — Gazeuse.

Herse, la (Orne). T. froide. — Anciennement usitée.

Heucheloup (Vosges). T. 12 degrés. — Traces d'iode et d'arsenic.

Jalleirac (Cantal). T. 15°,5. Anhémie, embarras gastrique etc. — Assez fréquentée.

Jarrouset (Cantal). T. froide.

Lac-Villers (Doubs). T. froide.

Laifour (Ardennes). T. froide.

La Malou (Hérault). A. 194 mètres. T. 16 à 35 degrés. Rhumatisme, névropathies, paralysie rhumatismale, chlorose. — Trois établissements.

Langeac (Haute-Loire). T. froide. — Anciennement usitée.

Louvaines (Maine-et-Loire). T. froide.

Mâcon (Saône-et-Loire). T. froide.

Magnac (Cantal). T. froide. — Un peu sulfureuse.

Martigné-Briant (Maine-et-Loire). T. 13 degrés. Indications ordinaires. — Station fréquentée.

Martres de Veyre (Puy-de-Dôme). T. 22 à 25 degrés. Lymphatisme, atonie digestive. — Sources nombreuses, bicarbonatées sodiques ferrugineuses.

Monrepos (Gironde). T. froide.

Montbrison (Loire). T. froide.

Montchauson (Cantal).

Montégut-Ségla (Haute-Garonne). T. 12 degrés. — Établissement.

Montlignon (Seine-et-Oise). T. froide.

Montner (Pyrénées-Orientales). T. 14 à 17 degrés.

Napoléonville (Morbihan). T. froide. — Deux sources.

Nébouzat (Puy-de-Dôme). T. froide. — Abondante.

Neyrac (Ardèche). T. 27 degrés. — Anciennement connue.

Nohédes (Pyrénées-Orientales). T. 15 degrés.

Nointot (Seine-Inférieure). T. froide.

Orezza (Corse). T. 15 degrés. Chlorose, leucorrhée, engorgements abdominaux. — Fréquentée.

Origny (Loire). T. froide. Dyspepsie, chlorose.

Oriol (Isère). T. 18 degrés. Dyspepsie, chloro-anhémie. — Établissement ; boisson ; exportation.

Ouche (Cantal). T. froide.

Pas-de-Compains (Cantal). T. froide.

Perruchès (Cantal). T. froide. Effets toniques.

Plan, le (Haute-Garonne). T. froide. — Bonne conservation.

Planchamp (Savoie, Genevois). Dyspepsies.

Pornic (Loire-Inférieure). T. 15 degrés. — Bains de mer.

Porta (Corse). T. 15 degrés.

Port-Thareau (Nièvre). T. froide.

Préfailles (Loire-Inférieure). T. 15 degrés.

Provins (Seine-et-Marne). T. froide. Dyspepsie, leucorrhée, chlorose.

Prugnes (Aveyron). T. froide. — Boisson.

Prunier (Maine-et-Loire). T. froide. — Arsénicale.

Quiévrecourt (Seine-Inférieure). T. froide.

Quiencé (Maine-et-Loire). T. froide. — Dépôt arsénical.

Rançon (Seine-Inférieure). T. froide. — Anciennement réputée.

Revaute, la (Cantal). T. froide.

Reyrieux (Ain). T. 13°,5. — Un peu sulfureuse.

Roanne (Loire). T. froide.

Roche-Cardon (Rhône). T. froide.

Rouen (Seine-Inférieure). T. froide. — Deux sources; boisson.

Rouzat (Puy-de-Dôme). T. 30 à 31 degrés. Affections rhumatismales et strumeuses. — Deux sources; établissement.

Sahila (Pyrénées-Orientales). — Emploi local.

Saignes (Cantal). T. froide.

Saint-Alban (Loire). T. 17 degrés. Dyspepsie, chlorose, néphrite calculeuse, catarrhe vésical. — Établissement; très-bonne eau gazeuse; grande exportation.

Saint-Amand-Roche-Savine (Puy-de-Dôme). T. froide. — Emploi local.

Saint-Barthélemy (Maine-et-Loire). T. 10 degrés. — Arsénicale.

Saint-Christophe (Saône-et-Loire). T. froide. Indications ordinaires. — Bains; boisson de table.

Saint-Denis-les-Blois (Loir-et-Cher). T. 12 à 14°,5. Indications ordinaires. — Ancienne réputation.

Saint-Diéry (Puy-de-Dôme). T. froide. — Emploi local.

Saint-Dizier (Haute-Marne). — Riche en matière organique.

Saint-Félix-des-Paillières (Gard). T. froide.

Saint-Floret (Puy-de-Dôme). T. 15 à 16 degrés. — Deux sources.

Saint-George-des-Monts (Puy-de-Dôme). T. froide.

Saint-Geraud (Cantal). T. 12°,5. Aménorrhée, chlorose, affections strumeuses. — Fréquentée.

Saint-Hippolyte-d'Enval (Puy-de-Dôme). T. 13 à 18 degrés. Indications ordinaires. — Grand usage local.

Saint-Julien (Hérault). T. froide. — Usage local.

Saint-Mard (Somme). T. 12 degrés.

Saint-Martin-Valmeroux (Cantal). T. 10 degrés. Atonie digestive, chlorose, fièvres intermittentes. — Forte minéralisation.

Saint-Maurice (Puy-de-Dôme). T. 16 à 34 degrés. Dyspepsie, chlorose, fièvres intermittentes. — Établissement.

Saint-Myon (Puy-de-Dôme). T. 14 degrés. Dyspepsie, chlorose, fièvres intermittentes. — Bicarbonatée sodique et ferrugineuse ; usage local.

Saint-Pierre-d'Argenson (Hautes-Alpes). T. 13°,1. — Anciennement réputée.

Saint-Priest-Laroche (Loire). T. froide. — Puits ferrugineux.

Saint-Quentin (Aisne). T. froide. — Faible.

Saint-Remy-la-Varenne (Maine-et-Loire). T. froide. — Usage local.

Saint-Ulrich (Bas-Rhin). T. froide. — Petit établissement.

Sainte-Magdeleine-de-Flourens (Haute-Garonne). T. froide.

Sainte-Marie (Cantal). T. froide. Atonie digestive, aménorrhée etc. — Fréquentée.

Salles (Haute-Garonne). T. 15 degrés. — Accessoire de Luchon.

Saltz-en-Donzy (Loire). — Anciennement usitée.

Sarcey (Rhône). T. froide. — Boisson.

Saucats (Gironde). T. froide.

Segray (Loiret). T. froide. — Assez fréquentée.

Segré (Maine-et-Loire). T. froide. — Usage local.

Seintein (Ariége). T. 12°,4. Usages ordinaires. — Petit établissement.

Soultzbach (Haut-Rhin). T. froide. Dyspepsie, chlorose. — Trois sources abondantes ; exportation.

Stalapos (Cantal). T. froide. — Usage local.

Sylvanès (Aveyron). T. 33 à 38 degrés. Névroses, gravelle, leucorrhée. — Établissement ; piscines.

Tarascon (Ariége). T. froide. — Traces d'arsenic et de manganèse.

Ternant (Puy-de-Dôme). T. froide. — Usage local.

Terran (Cantal). T. froide.

Thiers (Puy-de-Dôme). T. froide.

Thueyt (Ardèche). T. froide.

Trébas (Tarn). T. 17 degrés.

Trémiseau (Cantal). T. froide. — Plusieurs sources.

Trollières, la (Allier). T. 7 degrés. Indications diverses. — Notablement gazeuse.

Turpenay (Indre-et-Loire). T. froide. — Usage local.

Urbanya (Pyrénées-Orientales). T. froide. — Deux sources.

Valmagne (Pyrénées-Orientales).

Valmont (Seine-Inférieure). T. froide. — Deux sources.

Varennes (Maine-et-Loire). T. 11 degrés. — Arsénicale.

Vaugnières (Drôme). T. froide. Indications des ferrugineuses iodurées.

Verger-Mondon (Vienne). T. 12 degrés. — Usage local.

Versailles (Seine-et-Oise). T. froide. — Usage local.

Vic-sur-Cère (Cantal). T. 12°,2. Atonie, scorbut, gravelle. — Exportation.

Wattwiller (Haut-Rhin). T. 10 degrés. Indications ordinaires. — Établissement ; bains ; boisson.

Ydes (Cantal). T. froide. Effets purgatifs. — Bicarbonatée sodique ; riche.

Algérie. — Colonies.

Ben-Haroun (Algérie, Alger). T. 17 à 18 degrés. — Eau gazeuse ; boisson.

Hamma (Algérie, Constantine). T. 35 à 37 degrés. — Cinq sources ; immense débit ; moulins.

Salah-Bey (Algérie, Constantine). T. 27°,5. — Ruines antiques ; bains.

Martinique, la (Antilles françaises). T. 30 à 32°,5. Rhumatisme, affections articulaires. — Établissement fréquenté.

Étranger.

Acqua Acidula (États romains, Viterbe). T. 14 degrés. Atonie, fièvres intermittentes. — Gazeuse ; bonne eau de table.

Adolfsberg (Suède). T. 9 degrés.

Alameda de Cervera (Espagne, Ciudad-real). T. 15 degrés. — Boisson agréable.

Alcantud (Espagne, Cuença). T. 20 degrés. Paralysies, rhumatisme. — Bains et boisson.

Antisana (Amérique du Sud). A. 3549 mètres. T. 27°,2. — Près du volcan ; très-gazeuse ; incrustations calcaires.

Antogast (grand-duché de Bade). A. 528 mètres. T. 9 degrés. Indications ordinaires. — Établissement ; exportation.

Arangos (Autriche, Transylvanie). T. 12 degrés.

Arcidosso (Toscane). T. 16 et 24 degrés. Effets toniques.

Banko (Hongrie). T. froide. — Bains et boisson.

Bartfeld (Hongrie). T. 13 degrés. — Traces d'iodure de sodium ; fréquentée.

Benavente (Espagne, Zamora). T. 17 degrés. — Gazeuse.

Bergallo (Toscane). T. 15 degrés.

Berg-Giefshubel (Saxe). Affections goutteuses. — Bains.

Birkenfeld (Prusse rhénane). Lymphatisme, affections strumeuses. — Établissement ancien ; fréquentée.

Birlenbach (Nassau). T. froide. — Exportation.

Birresborn (Prusse, province du Rhin). T. 10 degrés. — Fréquentée.

Blanchimont (Belgique, Liége). T. froide. — Dépôt d'ocre jaune.

Blumenstein (Suisse, Berne). T. 11 degrés. Atonie, anhémie. — Dépôt ocracé ; établissement.

Bocklet (Bavière). T. 10 à 15 degrés. — Près Kissingen ; station fréquentée ; traitement à l'acide carbonique.

Borsa (Hongrie). T. froide. — Assez riche minéralisation.

Borsaros (Autriche, Transylvanie). T. 18 degrés. Goutte, rhumatisme, affections dartreuses. — Bains et boisson.

Bournemouth (Angleterre, Hants). T. froide. — Fréquentée.

Burrone (Toscane). T. 17°,5.

Candin (Espagne, Léon). — Sources réputées purgatives.

Canena (Espagne, Jaen). — Grand usage local.

Casal de Barras (Portugal). T. 16 degrés.

Ceresole (Italie, Coni). T. froide. — Fréquentée ; exportation.

Charlottenbrunn (Prusse, Silésie). Dyspepsie, chlorose, affections des voies urinaires. — Bains et boisson.

Cudowa (Prusse, Silésie). A. 368 mètres. T. 12 degrés. — Bains et boisson ; bonne installation.

Czarkow (Prusse, Silésie). Affections goutteuses.

Dobbelbad (Autriche, Styrie). T. 28 à 35 degrés. Névropathies, affections cutanées. — Établissement.

Dorna (Autriche, Gallicie). Atonie, névropathies, scrofules. — Sources nombreuses.

Drize (Suisse, Genève). T. 14 degrés.

Elisabethenbad (Prusse). Névropathies. — Établissement.

Elöpatak (Autriche, Transylvanie). T. 11 degrés. Traitement varié. — Eau alcaline ferrugineuse.

Enguistein (Suisse, Berne). — Source calcaire et ferrugineuse.

Falciaj (Toscane). T. 17 degrés. — Dépôt ocracé.

Fideris (Suisse, Grisons). T. 9 degrés. Affections des organes digestifs. — Bains ; boisson.

Flinsberg (Prusse, Silésie). T. 9 degrés Névropathies, chlorose. — Eau légère ; gazeuse.

Flue (Suisse, Soleure). A. 551 mètres. T. 20 degrés. — Calcaire et ferrugineuse ; fréquentée.

Francfort-sur-l'Oder (Prusse, Brandebourg). — Sulfatée calcique ferrugineuse.

Freienwalde (Prusse, Brandebourg). T. 9 degrés. Atonie. — Bains.

Freiersbach (grand-duché de Bade). — Bonne installation ; bains d'acide carbonique.

Fuen-Caliente (Espagne, Ciudad-real). T. 40 degrés. Rhumatisme, paralysies. — Établissement bien fréquenté.

Gava (Espagne, Barcelone). T. 18 degrés. Effets diurétiques. — Boisson.

Geilnau (Allemagne, Nassau). T. 11 degrés. — Gazeuse ; grande exportation.

Geroldsgrun (Bavière, Haute-Franconie). T. froide.

Gleissen (Prusse, Brandebourg). T. froide. — Forte minéralisation.

Godelheim (Prusse, Westphalie). Dyspepsies. — Fréquentée.

Goldbach (Bavière, Basse-Franconie). — Dépôt ocracé.

Gortwa-Kisfalu (Hongrie).

Græna (Espagne, Grenade). T. 14 à 40 degrés. — Réputation ancienne ; bains et boisson.

Gustafsberg (Suède). — Station très-fréquentée avec bains de mer.

Hampstead (Angleterre, Midlesex). — Boisson ; site attrayant.

Heinrich, Moosberg (Suisse, Appenzell). T. froide. Névropathies, anhémie. — Station fréquentée ; cure de petit-lait.

Herlein (Hongrie). T. 13 à 19 degrés. — Fréquentée.

Hervideros de Fontillesca, los (Espagne, Ciudad-real). T. 18 degrés. — Piscine.

Hervideros de Fuente Santa, los (Espagne, Ciudad-real). T. 22 degrés. Rhumatisme, affections cutanées. — Sources abondantes, très-gazeuses.

Hervideros de Villar del Pozo (Espagne, Ciudad-real). T. 27 degrés. Rhumatisme, affections cutanées. — Bains et boisson.

Hinnewieder (Autriche, Silésie). — Établissement.

Hottenberg (Bavière, Haute-Franconie). — Boisson.

Homorod (Hongrie). T. 12 degrés. Effets toniques et résolutifs. — Boisson.

Humera (Espagne, Madrid). T. 22 degrés. — Boisson.

Imnau (Prusse, Hohenzollern-Sigmaringen). A. 410 mètres. T. 10 degrés. Affections pulmonaires, névropathies, chlorose, anhémie. — Station fréquentée.

Jakabfalva (Autriche, Transylvanie). T. 12 degrés. Dyspepsie etc. — Bicarbonatée sodique ferrugineuse.

Jamnicza (Autriche, Croatie). T. 14 degrés. Catarrhe pulmonaire, anhémie. — Bonne installation.

Jenatz (Suisse, Grisons). T. 13 degrés. — Établissement.

Klausen (Autriche, Styrie). T. 15 degrés. — Estimée.

Klokocs (Hongrie). T. 13 degrés. — Boisson.

Königswarth (Autriche, Bohème). — Boisson.

Korsow (Autriche, Gallicie). Affections strumeuses.

Kostreiniz (Autriche, Styrie). T. 17 degrés.

Lamscheid (Prusse, province du Bas-Rhin). T. 18 degrés. Dyspepsie. — Eau acidule de Leiningen.

Langenau (Bavière). T. froide.

Laterina (Toscane). T. 15 degrés.

Lausanne (Suisse, Vaud). — Bains.

Leccia (Toscane). T. 35 degrés. Rhumatisme, affections cutanées.

Levern (Prusse, Westphalie). T. 9 à 12 degrés.

Liebenstein (Allemagne, Saxe-Meiningen). T. 10 degrés. — Près de Salzungen ; boisson.

Liebwerda (Autriche, Bohème). — Cure de petit-lait.

Lippa (Autriche, Servie). T. 10 degrés.

Lodosa (Espagne, Navarre). T. froide. — Usage local.

Lucski (Hongrie). T. 32 degrés. — Notablement gazeuse.

Malmedy (Prusse, Provinces rhénanes). T. froide. — Près de Spa ; eaux estimées.

Marmolejo (Espagne, Jaen). T. 22 degrés. — Bicarbonatée magnésique ferrugineuse.

Mastinecz (Hongrie). T. 13 degrés. Engorgements abdominaux, fièvres intermittentes. — Boisson.

Mecina-Bourbaron (Espagne, Grenade). T. 17 degrés.

Meltingen (Suisse, Bâle). A. 568 mètres. T. froide. Effets toniques. — Assez fréquentée.

Molla, la (Italie, Voghera). T. 18 degrés. Chlorose. — Boisson.

Mondon (Espagne, Orense). T. froide.

Montachique (Portugal, Estramadure). T. 16 degrés.

Mula (Espagne, Murcie). T. 38 degrés. Rhumatisme, affections strumeuses, stérilité. — Source abondante ; station fréquentée.

Münsterberg (Prusse, Silésie). T. 13 degrés. — Eau sulfureuse, peut-être sulfatée.

Naples (Italie). — Une source ferrugineuse, une gazeuse à odeur sulfureuse.

Naumbourg (Prusse, Silésie). T. 11 degrés. Chloro-anhémie, rhumatisme. — Établissement ; odeur quelquefois sulfureuse.

Navajas (Espagne, Castellon de la Plana). T. 19 degrés. — Bains et boisson ; source abondante.

Navalpino (Espagne, Ciudad real). T. 29 degrés. Dyspepsie. — Bains et boisson.

Neuenheim (Allemagne, Nassau). T. froide. — Gazeuse.

Neustadt-Eberswalde (Prusse, Brandebourg). T. froide. — Bains résineux.

Nieder-Langenau (Prusse, Silésie). A. 373 mètres. T.

9 degrés. Effets reconstituants. — Bonne installation; boues utilisées.

Oppenau (grand-duché de Bade). — Fréquentée.

Parchim (Mecklenbourg-Schwerin).

Peral, el (Espagne, Ciudad real). T. 15 degrés. — Station assez fréquentée.

Pesth (Hongrie). T. froide. — Bains.

Petersthal (grand-duché de Bade). T. 8 à 10 degrés. Indications ordinaires. — Établissement; boisson.

Pietra (Toscane). T. 15 degrés. Dyspepsie, leucorrhée etc. — Boisson.

Pojan (Autriche, Transylvanie). T. 12 degrés. — Eaux digestives; boisson.

Polzin (Prusse, Poméranie). T. 8 degrés. — Bains.

Porla (Suède). T. 9 degrés. Chloro-anhémie, scrofules. — Station fréquentée.

Portugos (Espagne, Grenade). T. 17 degrés. — Très-gazeuse; estimée; exhalaisons gazeuses au voisinage.

Potsdam (Prusse). T. froide. — Bains.

Pressburg (Hongrie). T. 12 degrés. — Établissement; bains et boisson.

Puertollano (Espagne, Ciudad real). T. 17 à 20 degrés. Dyspepsie, affections utérines, dermatoses. — Bains; boisson; exportation.

Pyrawarth (Autriche, Manhartsberg-Inférieur). T. 11 degrés. Chlorose, névropathies. — Bonne installation.

Quedlinbourg (Prusse, prov. de Saxe). T. froide. — Fréquentée.

Rabbi (Autriche, Tyrol). T. 9 degrés. Chlorose, affections utérines, gravelle. — Station fréquentée.

Rastenberg (Allemagne, Saxe-Weimar). T. 13 à 14 degrés. — Anciennement fréquentée.

Recoaro (Italie, Vénétie). A. 313 mètres. T. 9 à 15 degrés. Dyspepsie, chlorose, gravelle. — Station fréquentée.

Rippoldsau (grand-duché de Bade). A. 592 mètres. T. 8 à 10 degrés. Atonie digestive, chlorose, affections calculeuses. — Bonne installation ; bains d'acide carbonique.

Rodna (Autriche, Transylvanie). T. 13 degrés. Affections catarrhales et génito-urinaires, dyspepsie, gravelle. — Gazeuse ; grande exportation.

Rolle (Suisse, Vaud). T. froide. — Bains ; dite *Fontaine de Jouvence.*

Ronneburg (Allemagne, Saxe-Altenburg). T. froide. — Bains et boisson.

Rothenburg-sur-Tauber (Bavière). — Établissement.

Rubena (Espagne, Burgos). T. 13 degrés. Chlorose, ulcères indolents.

Ruhla (Allemagne, Saxe-Weimar). Rhumatisme, névropathies.

Saint-Mathéis (Prusse, Trèves).

Saint-Moritz (Suisse, Grisons). A. 1856 mètres. T. 4°,3 à 5°,6. Dyspepsie, chloro-anhémie. — Très-gazeuse ; bains et boisson.

Salerne (Naples, Principauté citérieure). T. 23 degrés.

San-Adrian y la Losilla (Espagne, Léon). T. 37 degrés. — Station antique.

San-Giacomo (Italie, Lombardie). — Dite *Bagnolino.*

San-Hilario-Sacalm (Espagne, Gerona). T. 18 degrés. — Boisson ; exportation.

Schandau (Allemagne, Saxe). T. 9 degrés. Indications ordinaires. — Bonne installation.

Schmecksk (Hongrie). T. froide. — Quatre sources gazeuses ; exportation ; hydrothérapie.

Schmerikon (Suisse, Saint-Gall). T. froide. — Bains et boisson.

Schwalbach (Allemagne, Nassau). T. 9 à 10 degrés. Effets reconstituants. — Station très-fréquentée ; exportation.

Schwelm (Prusse, Westphalie). T. 9 degrés. — Établissement.

Seravalle (Italie, Toscane). T. 17 degrés. Effets diurétiques.

Spa (Belgique). T. 10 degrés. Toutes les indications des eaux ferrugineuses. — Station des plus réputées.

Stavenhagen (Allemagne, Mecklenbourg-Schwerin). T. 8 degrés.

Steben (Bavière). A. 663 mètres. — Riche et très-gazeuse ; altitude recherchée.

Sternberg (Autriche, Bohème). T. froide. Affections pulmonaires. — Bonne installation.

Sultzbach (grand-duché de Bade). T. 20 degrés. Névropathies, chlorose, dysménorrhée. — Établissement.

Suot-Sass (Suisse, Grisons). T. froide.

Szliac * (Hongrie). A. 375 mètres. T. 11 à 12 degrés. Effets excitants et reconstituants. — Très-gazeuse ; boisson ; piscines etc.; à l'État.

Szulin (Hongrie). T. 11 degrés. Indications ordinaires. — Source abondante.

Tarasp (Suisse, Grisons). T. 6°,25. — Riche minéralisation.

Tatenhausen (Prusse, Westphalie). Névropathies, rhumatisme. — Bains et boisson.

Tatzmannsdorf (Hongrie). T. 13 degrés. Dyspepsie. — Bonne installation.

Tharandt (Allemagne, Saxe). T. 13 degrés. Rhumatisme, goutte. — Eau légère.

Tongres (Belgique). T. 11 à 13 degrés. Chlorose, dyspepsie, gravelle. — Source abondante; réputation antique.

Tonnisstein (Prusse). — Bonne eau de table.

Tunbridge-Welss (Angleterre, Kent). T. 10 degrés. Indications ordinaires. — Station très-fréquentée.

Ueberkingen (Allemagne, Wurtemberg). T. 15 degrés. Rhumatisme atonique, névropathies. — Station fréquentée; piscines.

Ueberlingen (grand-duché de Bade). T. 14 degrés. Névropathies, atonie, affections strumeuses. — Fréquentée; sur le lac de Constance.

Uhlmühle (Hanovre). T. 5°,5.

Veierbach (grand-duché de Bade). T. 10 à 11 degrés. Chlorose, hystérie, aménorrhée. — Établissement.

Vichnye (Hongrie). T. 40 degrés. Rhumatisme, chlorose. — Bonne installation; piscines.

Visk (Hongrie). T. 12 à 17 degrés. Dyspepsie, affections calculeuses. — Plusieurs sources bicarbonatées sodiques.

Wiesau (Bavière). T. froide. — Bains et boisson.

Wih ou Wihquelle (Suisse, Basse-Engadine). T. 8°,75. — Boisson.

Wolfach (grand-duché de Bade). T. froide. — Bonne installation; bains résineux.

Zerbst (Allemagne, Anhalt-Dessau-Cœthen). T. 11 degrés.

DEUXIÈME DIVISION.

FERRUGINEUSES SULFATÉES.

France.

Abbeville (Somme). — Anciennement connue.

Auteuil (Seine). T. froide. — Boisson ; exportation.

Candé (Vienne). T. froide. Chlorose, anhémie. — Réputation ancienne.

Crol, le (Aveyron). T. froide. — Ferrugineuse et manganésienne.

Passy (Seine). T. 7°,5 à 8 degrés. Chlorose, anhémie. — Exportation.

Algérie.

Cèdres, source des (Algérie, Oran). T. 12 degrés. Fièvres intermittentes, diarrhée chronique. — Boisson ; lavements.

Étranger.

Brighton (Angleterre, Sussex). — Sulfatée et chlorurée ; bains de mer.

Castanar-de-Ibor (Espagne, Cacérès). T. 18 degrés. — Grand usage local ; exportation.

Civillina (Italie, Provinces vénitiennes). T. froide. Leucorrhée, pellagre. — Arsénicale.

Erdöbénye (Hongrie). — Une source alunée ; bains.

Gruben (Prusse, Silésie). — Établissement.

Hartfel (Écosse). Anciens ulcères. — Sulfate d'alumine.

Horley Green (Angleterre, Oxford). — Sulfate d'alumine.

Ilkeston (Angleterre, Derby). — Bains et boisson.

Lannaskede (Suède). T. 8 degrés. — Bains ; boues utilisées.

Lausigk (Allemagne, Saxe). T. 13 degrés. Applications diverses.

Mina nova (Portugal, Estramadure).

Moffat (Écosse, Dumfries). — Une source sulfureuse; station fréquentée.

Moncada-y-Reixach (Espagne, Barcelone). T. 17 degrés. Dyspepsie, chlorose. — Établissement.

Mscheno (Bohème). T. 9 degrés. — Établissement.

Muskau (Prusse, Silésie). T. 12 degrés. Effets astringents. — Très-ferrugineuse et alumineuse.

Paterna (Espagne, Almeria). T. 14 degrés. Dyspepsie. — Boisson.

Pilsen (Autriche, Bohème). T. 10 degrés. Indications ordinaires. — Établissement.

Pisciarelli (Italie, Naples). T. 75 degrés. — Éruptions gazeuses ; eau alumineuse.

Puzzola-di-Pienza (Italie, Toscane). T. froide. — Boisson et bains.

Quinta-do-Tomazini (Portugal, Estramadure).

Rio-Tinto (Espagne, Huelva). T. 23 degrés. Usages externes. — Eau de mines ; composition très-complexe.

Rosenau (Hongrie). T. 13 degrés. Usages surtout externes. — Forte minéralisation.

TROISIÈME DIVISION.

FERRUGINEUSES MANGANÉSIENNES.

Luxeuil * (Haute-Saône). A. 417 mètres. T. 19 à 56 degrés. Traitements divers. — Sources thermales et ferrugineuses distinctes ; très-belle installation.

Birkenfeld (Prusse rhénane). Indications ordinaires, affections strumeuses. — Manganésienne et bicarbonatée sodique.

Eaux minérales non classées.

France.

Abondance, vallée d' (Savoie). — Sources diverses, dont une de pétrole.

Alais (Gard). T. froide. — Sources ferrugineuses.

Andelys, les (Eure). T. froide. — Eau ferrugineuse.

Aspres-sur-Buech (Hautes-Alpes). T. 34 degrés. — Sources salées.

Bagnoles (Orne). T. 27 degrés. Névropathies, dyspepsie etc. — Légèrement sulfureuse.

Beaucens (Hautes-Pyrénées). T. 20 degrés. — Petit établissement.

Bonneval (Savoie). T. 36 degrés. — Odeur sulfureuse ; bains ; piscines.

Briquebec (Manche). — Ferrugineuse.

Brucourt (Calvados). T. froide. — Ferrugineuse.

Bué (Hautes-Pyrénées). — Près Saint-Sauveur.

Cambon (Cantal). — Bicarbonatée.

Chaldette (Lozère). T. 30 degrés. — Près Chaudes-Aigues ; établissement.

Courtomer (Orne). T. froide. — Ferrugineuse.

Dinan (Côtes-du-Nord). — Composition complexe.

Domats (Yonne). Ophthalmies. — Réputation locale.

Domèvre-sur-Vézouse (Meurthe). Eau laxative. — Séléniteuse.

Échaillon (Savoie). T. 40 à 43 degrés. Effets purgatifs. — Chlorurée et sulfatée sodique.

Enn (Pyrénées-Orientales). T. 50 degrés. — Eau douce, thermale.

Ferrières (Loiret). — Ferrugineuse.

Fousanche (Gard). T. 20 à 25 degrés. Névralgies rhumatismales, affections catarrhales. — Sulfureuse; établissement assez fréquenté.

Fontenelle (Vendée). — Ferrugineuse; réputation locale.

Gabian (Hérault). — Plusieurs sources, dont une de pétrole.

Grasville-l'Heure (Seine-Inférieure). — Ferrugineuse crénatée, iodurée.

Holzbad (Bas-Rhin). — Saline, complexe.

Job (Puy-de-Dôme) — Minéralisation faible; eau gazeuse.

Labarthe-Rivière (Haute-Garonne). T. 21°,2. — Eau sulfatée; fréquentée.

Lautaret (Hautes-Alpes). A. 1900 mètres. T. 34 degrés. — Eau sulfureuse.

Laval (Isère). T. 21°,7. — Sulfatée et sulfureuse.

Liche, la (Hautes-Alpes). A. 1927 mètres. T. 17 degrés. — Sulfureuse.

Marat (Puy-de-Dôme). T. froide. — Gazeuse.

Mont-Louis (Pyrénées-Orientales). T. froide. — Ferrugineuse.

Montpensier (Puy-de-Dôme). — Grand dégagement d'acide carbonique.

Nancy (Meurthe). — Réputation locale.

Nonette (Puy-de-Dôme). — Plusieurs sources incrustantes.

Noyers (Loiret). — Source ferrugineuse.

Panassou (Dordogne). T. 14 degrés. — Eau bicarbonatée; bains et boisson.

Reichshoffen (Bas-Rhin). — Analogue à l'eau de Niederbronn.

Roche-Corbon (Indre-et-Loire). — Dite *Fontaine de Jouvence.*

Roche-Posay, la (Vienne). T. froide. — Sulfatée et sulfureuse légère ; établissement.

Romeyer (Drôme). T. froide. — Sulfureuse ; usage local.

Saint-Christau-de-Lurbe (Basses-Pyrénées). T. 12 à 15 degrés. Maladies de la peau. — Bains et boisson.

Saint-Dié (Vosges). — Deux sources ferrugineuses.

Saint-Donat (Puy-de-Dôme). — Réputation locale.

Saint-Jeoire (Savoie). T. froide. — Sulfureuse.

Saint-Parize (Nièvre). Fièvres intermittentes. — Réputation locale.

Saint-Santin (Orne). — Ferrugineuse ; autrefois très-réputée.

Saint-Vallier (Vosges). — Quelque analogie avec l'eau de Contrexeville.

Saulx (Nièvre). — Assez riche minéralisation.

Seneuil (Dordogne). — Source ferrugineuse.

Soubize (Charente-Inférieure). — Quatre sources ferrugineuses.

Talloires (Savoie). T. froide. — Sulfureuse.

Trébons (Haute-Garonne). T. 14 degrés. — Ferrugineuse abondante.

Verberie (Oise). T. froide. — Ferrugineuse ; autrefois réputée.

Verrières (Loire). T. 13 degrés. — Eau bicarbonatée.

Étranger.

Æz (Portugal). T. 25 degrés. — Sulfureuse.

Aci (Sicile). T. froide. — Sulfureuse.

Ædepse (Grèce, Eubée). T. 31 à 75 degrés. — Thermes antiques.

Agnano (Naples, Pouzzoles). — Ancien cratère; étuves naturelles.

Aguas-Calientes (Mexique, Jacatecas). T. très-chaude. — Sources abondantes ; très-fréquentée.

Aguas de Comangillas (Mexique, Guanaxuato). T. 96°,4.

Aïas (Turquie, Anatolie). T. thermale. — Fréquentée.

Aidos (Turquie d'Europe). T. 48 degrés. — Sulfureuse; fréquentée.

Aïn el Mouza (Arabie pétrée). T. thermale. — Sulfureuse ; boisson.

Airthrey (Écosse). — Chlorurée mixte; très-fréquentée.

Alangazi (Amérique, République de l'Équateur). T. 36°,7. — Sources diverses ; près du volcan de Cotopaxi.

Albano (États de l'Église, campagne de Rome). T. 30 degrés. Rhumatisme, lésions traumatiques etc. — Station antique ; fréquentée ; eaux salines et ferrugineuses.

Albules, eaux (environs de Rome, Tivoli). T. froide. — Eau sulfurée ; célébrité antique.

Alcafuche (Portugal, Beira). T. 46 degrés. — Sulfureuse.

Alcama (Sicile). T. 74 degrés. — Sulfureuse.

Alexandersbad (Circassie). T. thermale. — Très-fréquentée.

Alexandrie (Italie, Piémont). — Cinq sources diverses.

Almas (Hongrie). — Sulfureuses ; ruines romaines.

Also-Vacza (Autriche, Transylvanie). T. 32 degrés. — Sulfureuse ; anciennement fréquentée.

Anaphi (Archipel grec). T. thermale. — Sulfureuse; boues utilisées.

Antioche (Turquie d'Asie). T. thermale. — Station célèbre dans l'antiquité.

Appenzell (Suisse). A. 710 mètres. — Eau bicarbonatée magnésique.

Arachan (Asie centrale). T. thermale. — Sulfureuses.

Aregos (Portugal, Beira). T. 61°,25. — Sulfureuses faibles.

Ares (Portugal, Alentejo). — Sources sulfureuses.

Arkansas (États-Unis). T. 65 à 82 degrés. Rhumatisme, paralysies, dermatoses. — Sources nombreuses.

Armajolo (Toscane). T. 31 degrés. — Sulfureuse et calcaire.

Arqua (Provinces vénitiennes). T. froide. — Sulfureuse.

Askoë (Norvége). — Température variable.

Assangale (Turquie, Arménie). — Sources thermales renommées.

Astrakan (Russie). — Eaux salées ; bains de boue.

Augusta, comté d' (Amérique, Virginie). T. thermale. — Sulfureuses.

Ayacucho, vallée d' (Amérique, Pérou). A. 4300 mètres. — Plusieurs sources thermales.

Bagna (Turquie d'Europe). — Sources thermales ; bains.

Bagni (Toscane). T. thermale. — Bains.

Bagni della Poretta (Italie, près Bologne). T. thermale. — Bains.

Bagni della Scarpetta (Italie, Apennins). T. froide. — Sulfureuse ; boues utilisées.

Bagniska (Turquie, Bosnie). T. 45 degrés. — Sulfurée.

Bagno a Corsena (Toscane). T. 30 à 38 degrés. — Sources nombreuses ; ancienne fréquentation.

Bagnoli (Naples). T. 40 degrés. — Sulfureuse ; station antique.

Baja ou Baies (Naples). T. très-chaude. — Sources nombreuses ; célébrité antique.

Bakou (Russie d'Asie). — Au bord de la Caspienne ; sources thermales et plusieurs de naphte.

Baldon (Russie, Courlande). — Eaux très-réputées.

Balf (Hongrie). — Plusieurs sulfureuses.

Bania (Turquie d'Europe). T. 43 à 60 degrés. — Sept sources sulfureuses.

Bania Louka (Turquie, Bosnie). T. 24 à 33 degrés. — Sulfureuse ; ancienne fréquentation.

Banka (Hongrie). — Bains dans un pré.

Banos (Amérique, Pérou). T. thermale. — Bains bâtis par les Incas.

Banos (Amérique, Nouvelle-Grenade). T. thermale. — Sulfureuses ; établissement.

Barambio (Espagne, Alava). T. 14 degrés. — Sulfureuse ; établissement.

Bargouzinsk, district de (Russie d'Asie). — Eaux thermales et lacs à eaux purgatives.

Batak Banèse (Turquie d'Europe). T. 58 degrés. — Sulfureuse ; marécage thermal.

Bath (Jamaïque). T. thermale. — Sulfureuse ; très-réputée.

Béjar (Espagne, Cacérès). T. 40 à 42 degrés. — Eaux silicatées ? thermes antiques ; établissement fréquenté.

Benetutti (Sardaigne, île de). T. 35 à 40 degrés. — Sulfureuses.

Bibra (Prusse, prov. de Saxe). T. 14 degrés. — Chlorurée magnésienne ; fréquentée.

Biéloï (Sibérie). — Bain dans un lac salé.

Blue Sulfur Springs (Amérique, Virginie). — Sulfureuses.

Boras (Suède). — Station fréquentée.

Bormio (Italie, Lombardie). T. 35 à 48 degrés. — Sulfureuses ; station fréquentée.

Boutan, le (Hindoustan). — Sulfureuse.

Braga (Portugal, Minho). T. froide. — Sources sulfureuses et ferrugineuses.

Buclesore (Hindoustan, Bengale). T. thermale. — Sulfureuses.

Budos (Autriche, Transylvanie). T. thermale. — Sulfureuses ; cavernes à dépôt de soufre.

Budosko (Hongrie). T. 16 degrés. — Sulfureuse ; fréquentée.

Bujuto (Sicile). T. froide. Eau purgative. — Sulfatée et carbonatée magnésique.

Bukowina (Autriche). — Sulfure d'arsenic.

Buncumbe (États-Unis). — Sources thermales.

Buyères de Nava (Espagne, Oviédo). T. 26 degrés. — Sulfatée et carbonatée calcique.

Caldas de Geres (Portugal). T. 50 degrés. — Sulfureuse ; fréquentée.

Caldas de Malavella (Espagne, Girone). T. 60 degrés. — Chlorurée calcique ; thermes antiques.

Caldas de Nossa Senhora do Pranto (Portugal, Beira). T. 32 à 34 degrés. — Sulfureuse.

Caldas Novas (Brésil). Dermatoses. — Sources thermales.

Callirhoé (près du lac Asphaltite). — Sulfureuse ; ancienne célébrité.

Carratraca (Espagne, Malaga). T. 19 degrés. — Sulfureuse ; station fréquentée.

Cassinasco (Italie, Piémont). T. froide. — Sulfureuse.

Castel Nuovo (Italie, Asti). T. 13 degrés. — Sulfureuse, iodurée.

Castroreale (Sicile). — Thermale ferrugineuse.

Caxamarca (Pérou). — Sources thermales; piscines.

Chaufontaine (Belgique, Liége). T. 32 à 34 degrés. — Très-fréquentée.

Civita-Vecchia (États romains). — Bains sulfureux; grotte servant d'étuve naturelle.

Coamo (Grandes-Antilles, Porto-Rico). T. thermale. — Sulfureuse.

Coconuco (Amérique, Nouvelle-Grenade). T. 72°,8. — Sulfureuse et bicarbonatée sodique, manganésienne.

Constantinogorsk (Caucase). — Bel établissement; très-fréquenté.

Corcoles (Espagne, Guadalajara). T. 20 degrés. — Eau saline; quelque fréquentation.

Cormons (Autriche, Illyrie). T. 14 degrés. — Chlorurée calcique.

Cortegada (Espagne, Orense). T. thermale. — Sulfureuses, ferrugineuses bicarbonatées à 25 degrés; station fréquentée.

Croft (Angleterre, York). T. 11 degrés. — Sulfureuse; grande piscine; fréquentée.

Cuba (Antilles). — Eaux thermales nombreuses; composition diverse.

Cumbal, volcan de (Amérique du Sud). T. 3219 mètres. — Source thermale élevée; acides carbonique et sulfhydrique.

Doccio (Toscane). T. 43 degrés. — Sulfureuse; soufre au voisinage.

Dotis (Hongrie). T. thermale. — Sulfureuse; vestiges romains.

Drennon Spring (États-Unis, Kentucky). T. thermale. — Sulfureuse et saline ; très-fréquentée.

Dzoungarie (Chine). T. thermale. — Sulfureuses ; fréquentées.

Erlachbad (Autriche, Tyrol). — Sources thermales ; fréquentées.

Eschicherer (Turquie, Anatolie). T. thermale. — Sulfureuses ; station antique.

Falset (Espagne, Tarragone). — Eau saline, digestive.

Farnbühl (Suisse, Lucerne). T. 800 mètres. — Sulfureuse complexe ; bains.

Fez (Maroc). — Sources sulfureuses et sources ferrugineuses ; fréquentées.

Fitero (Espagne, Navarre). T. 47 degrés. — Chlorurée calcique ; établissement.

Font Santa (Espagne, Barcelone). T. 17 à 19 degrés. — Sulfureuse ; établissement.

Frera, la (États sardes, province de Cérès). — Source dite *sulfureuse*.

Fuente Alamo (Espagne, Jaen). T. 18 degrés. — Sulfureuse.

Gadara (Syrie). — Sulfureuses thermales.

Galera (Espagne, Grenade). T. 15 degrés. — Plusieurs sulfureuses.

Grandesa (Espagne, Tarragone). T. thermale. — Sulfureuses.

Gaviria (Espagne, Guipuzcoa). T. 18 degrés. — Sulfureuse.

Gilsland (Angleterre, Cumberland). — Sulfureuse ; bains.

Glenn sur Springs (États Unis, Caroline). — Sulfureuses ; très-fréquentées.

Gmünd (Autriche, Carinthie). T. froide. — Sulfureuse.

Gonten (Suisse, Appenzell, Rhodes intérieures). A. 858 mètres. T. froide. — Eaux sulfatées et ferrugineuses.

Gœppingen (Allemagne, Wurtemberg). — Bicarbonatée magnésique ; bains et boisson.

Guitiriz (Espagne, Lugo). T. 19 degrés. — Sulfureuse ; assez fréquentée.

Hammah de Cabès, el (Afrique, Tunis). T. thermale. — Sulfureuses ; station antique.

Hamman Aïda (Turquie, Anatolie). — Bains.

Hammam-el-Enf (Afrique, Tunis). — Eaux thermales.

Harrodsburg (États-Unis, Kentucky). — Station thermale, très-fréquentée.

Heckinghausen (Prusse, Province rhénane). — Eau sulfureuse.

Hellin (Espagne, Albacète). T. 25 degrés. — Sulfureuse.

Himmersheim (Prusse, province du Bas-Rhin). — Analogue aux eaux de Heppingen.

Hing-Tchou (Chine). T. thermale. — Source alumineuse très-fréquentée.

Hottentot-Holland (cap de Bonne-Espérance). T. 83 degrés. Affections rhumatismales. — Ferrugineuse et très-gazeuse.

Inchaurte (Espagne, Guipuzcoa). T. froide. — Sulfureuse, très-abondante.

Isola Bona (Italie, San-Remo). T. froide. — Sulfureuse ; abondant dépôt de soufre.

Jallowa (Turquie, près Constantinople). T. thermale. — Bains très-fréquentés.

Jamaïque, la (Grandes-Antilles). T. thermale. — Les unes sulfureuses, d'autres ferrugineuses.

Jaraba (Espagne, Sarragosse). T. 34 degrés. — Sulfureuse ; établissement.

Java, île de (Malaisie). — Sources thermales nombreuses.

Jood (Hongrie). — Sulfatée, abondante, purgative.

Jorullo (Amérique du Sud). — Sources thermales abondantes, près du volcan.

Jumnotri (Inde, Himalaya). A. 3359 mètres. T. 90 degrés.

Kamtchatka (Russie d'Asie). — Sol volcanique ; sources thermales abondantes.

Kanitz (Bavière). — Sulfureuse ; établissement.

Kiralymezo (Hongrie). — Chlorurée sodique, ferrugineuse et iodo-bromurée.

Læmnoli (Suisse, Saint-Gall). — Légèrement sulfureuse, fréquentée.

Lauterbach (Suisse, Argovie). — Sulfureuse ; bains.

Ledesma (Espagne, Salamanque). T. 50 degrés. — Sulfureuse abondante ; établissement ; ruines antiques.

Lidja (Turquie, Anatolie). T. 59 degrés. — *Bains d'Agamemnon ;* piscines naturelles.

Ligourio (Grèce, Argolide). T. thermale. — Thermes antiques.

Limmer (Hanôvre). T. 6 degrés. — Sulfureuse.

Lipari, îles de (mer Thyrrénéenne). — Thermales nombreuses ; étuves naturelles.

Lipetzk (Russie d'Europe). — Sources réputées.

Lisianka (Russie d'Europe, Kief). — Station très-fréquentée.

Loka (Suède). T. 8 degrés. — Sulfureuse ; boues réputées.

Los-Banos (Philippines, Luçon). T. 80 degrés. — Station fréquentée.

Lu (Italie, Alexandrie). T. 14 degrés. — Sulfureuse ; boues utilisées.

Lucan (Irlande, Leinster). — Eaux minérales.

Madagascar (Océan Indien). — Eaux thermales.

Magyar-szent-Lazlo (Hongrie). — Sulfureuse ; établissement bien installé.

Malaga (Espagne, Andalousie). T. froide. — Ferrugineuses réputées.

Malladroja (Sardaigne). — Sources thermales très-abondantes.

Mallow (Irlande). T. 22 degrés. — Station fréquentée.

Martos (Espagne, Jaen). T. 19 degrés. — Plusieurs sulfureuses.

Meidling (Autriche). — Sulfureuse ; établissement.

Melksham (Angleterre, Wilts). — Une saline, une ferrugineuse.

Mexique (intendance de Mexico). T. thermale. — *Penon de los Banos* et *Notre-Dame-de-la-Guadalupe.*

Milo (Archipel grec). T. thermale. — Sources nombreuses ; cavernes chaudes ; réputation antique.

Mirandella (Portugal). T. froide. — Ferrugineuse.

Moffat (Écosse, Dumfries). — Une ferrugineuse sulfatée, une sulfureuse.

Moldavie. — Différentes eaux : salines, sulfureuses, ferrugineuses, bicarbonatées.

Monchique (Portugal). T. thermale. — Sulfureuse.

Monda (Espagne, Malaga). T. froide. — Eaux salines.

Monegrillo (Espagne, Sarragosse. — Saline, purgative.

Mont-Fiascone (États romains). T. thermale. — Sulfureuses.

Montserrat (Petites-Antilles). T. thermale. — Émanant d'un cratère.

Murisengo (Italie, Casale). T. froide. — Sulfureuse, iodurée ; exportation.

Naples. — Une sulfureuse gazeuse ; une ferrugineuse.

Neushol (Hongrie). T. froide. — Sources sulfatées et un peu sulfureuses.

Nevis (Antilles anglaises). — Plusieurs sources thermales.

Nydelbad (Suisse, Zurich). A. 614 mètres. T. 13 degrés. — Sulfureuse ; établissement.

Okmé (Afrique, Nubie). T. 40 degrés. — Sulfureuse.

Ollmütz (Autriche, Moravie). T. froide. — Sulfureuse ; établissement.

Olvera (Espagne, Cadix). T. froide. — Sulfureuse, dite *Bain de la gale.*

Olympian Springs (États-Unis, Kentucky). — Station thermale renommée.

Ormaiztequi (Espagne, Guipuzcoa). T. froide. — Sulfureuse.

Ourals, monts (Russie). T. froide. — Sulfureuses nombreuses, fréquentées.

Paramo de Ruiz (Amérique, Nouvelle-Grenade). A. 3800 mètres. T. 69 degrés. — Riches en acides sulfhydrique et chlorhydrique libres.

Paterna de la Rivera (Espagne, Cadix). T. 19 degrés. — Sulfureuse abondante ; établissement.

Pignol (Suisse, Grisons). A. 1066 mètres. — Eau saline ferrugineuse ; bonne installation.

Pitelli (Italie, Gènes). — Eaux salines tièdes, sulfureuses.

Pixigueiro (Espagne, Orense). T. 32 degrés. — Plusieurs sulfureuses.

Pogromnaïa (Russie méridionale). — Eau minérale gazeuse.

Pologne. — Sources ferrugineuses; une chlorurée sodique à Busko.

Poschiavo (Suisse, Grisons). A. 1089 mètres. T. froide. — Sulfureuse; établissement.

Pozo-Amargo (Espagne, Séville). T. 22 degrés. — Sulfureuse.

Puente Nausa (Espagne, Santander). T. 27 degrés. — Sulfureuse; établissement.

Rajecz (Hongrie). T. 35 degrés. — Ferrugineuses, très-fréquentées; piscines.

Ranhaldos (Portugal, Beira). T. 42 degrés. — Sulfureuse.

Ratzes (Autriche, Tyrol). — Ferrugineuse et sulfurée; établissement.

Rio-real (Portugal, Estramadure). T. 24 degrés. — Sulfureuse.

Rio-vinagre (Amérique, Nouvelle-Grenade). A. 3230 mètres. T. 72°,8. — Eau volcanique; acides sulfurique et chlorhydrique libres.

Rothenbrunn (Suisse, Grisons). T. froide. — Ferrugineuse.

Saint-Domingue, Haïti (Antilles). T. 49 à 53 degrés. — Sources de *Boynes :* sept sulfureuses.

Saint-Landelin (grand-duché de Bade). A. 206 mètres. — Minéralisation complexe.

Sainte-Catherine (Amérique, Canada). — Près des chutes du Niagara; établissement.

Sainte-Lucie (Antilles anglaises). — Eaux thermales; origine volcanique.

San Juan de Campos (îles Baléares, Majorque). T. 48 degrés. — Saline, sulfureuse? établissement.

San Martino (Sardaigne, Sassari). T. froide. — Eau minérale ; piscine.

San Pedro do Sul (Portugal, Beïra). T. 67 degrés. — Source sulfureuse, renommée.

Santa-Barbara (Amérique, Californie). T. 38 degrés. — Sulfureuse.

Sardara (Sardaigne, cap Cagliari). T. 60 degrés. — Sulfureuses ? avec acide carbonique ; piscines ; station antique.

Schooley-Montagne (États-Unis, New-Jersey). T. thermale. — Salines et ferrugineuses ; station fréquentée.

Sciacca (Italie, Sicile). — Une ferrugineuse, une sulfureuse à 56 degrés, une froide, purgative.

Selmas (Perse). T. thermale. — Sulfureuses.

Seraglio (Toscane). T. 15 degrés. — Source saline.

Serneus (Suisse, Grisons). A. 1168 mètres. T. froide. — Sulfureuse.

Shap (Angleterre, Westmoreland). T. froide. — Chlorurée calcique et bains de mer.

Sitka (Amérique russe). T. 68 degrés. — Sulfureuses ; frictions de neige au sortir du bain à 54 degrés.

Smyrne (Turquie, Anatolie). T. thermale. — Station antique.

Stachelberg (Suisse, Glaris). T. froide. — Sulfureuse ; bonne installation.

Talamonaccio (Italie, Toscane). T. 33 degrés. — Deux sulfureuses.

Tiflis (Georgie). T. thermale. — Sulfureuses ; ancienne fréquentation.

Tivoli (États romains). T. thermale. — Eaux incrustantes ; station antique.

Torre de San Miguel (Espagne, Sarragosse). T. 14 degrés. — Sulfureuse ; établissement.

Troguen (Suisse, Appenzell). T. froide. — Sulfureuse; fréquentée.

Tunguragua (Amérique, États de l'Équateur). T. thermale. — Sources volcaniques; établissement.

Uléaborg (Finlande). — Saline, sulfureuse; station fréquentée.

Ullersdorf (Autriche, Moravie). T. 31 degrés. — Sulfureuse; ancienne station; fréquentée.

Untermeidling (Autriche, près Vienne). T. 11°,5. — Deux sulfureuses.

Urrejola (Espagne, Guipuzcoa). T. 15 degrés. — Sulfureuses, abondantes.

Valenza (Italie, Alexandrie). T. 12 degrés. — Sulfureuse.

Villacarillo (Espagne, Jaen). T. 14 à 19 degrés. — Sulfureuse.

Villafila (Espagne, Zamora). — Eau saline; boisson.

Vitji, îles (Océanie). — Sources thermales.

Warm-Springs (États-Unis, Virginie). — Thermales salines, très-fréquentées.

White-Sulphur-Springs (États-Unis, Ohio). — Sources sulfureuses, d'autres ferrugineuses; fréquentées.

White-Sulfur-Springs (États-Unis, Virginie). — Sources sulfureuses; station très-fréquentée.

Wight, île de (Angleterre, Southampton). — Sources ferrugineuses et bains de mer.

CONSIDÉRATIONS GÉNÉRALES, HYGIÉNIQUES ET THÉRAPEUTIQUES SUR L'EMPLOI DES EAUX.

Le tableau sommaire universel des eaux minérales que nous venons de tracer est déjà bien vaste, quoique nous n'ayons pu donner que quelques mots à chaque source ou station. Que serait-ce donc si toutes celles du globe étaient reconnues et signalées, si tout ce qui se distingue des eaux ordinaires par quelque minéralisation un peu exceptionnelle venait se ranger dans la série?

La nature est un laboratoire où, sous l'empire des agents physiques, l'activité est incessante, où la science n'aura jamais fini d'étudier tous les phénomènes possibles de réaction. Mais ce que nous en savons déjà, nous éclaire sur l'importance considérable des eaux, soit dans la constitution de l'homme en santé, soit dans le traitement d'une foule de ses affections chroniques. On a dit souvent qu'une eau minérale est un médicament préparé par la nature; rien n'est plus vrai. Aussi son action n'est-elle jamais indifférente. Les eaux même réputées ordinaires ont, à la longue, des effets assez sensibles pour qu'il suffise parfois de se dépayser momentanément, d'aller dans un autre milieu géologique et conséquemment de s'abreuver d'une nouvelle eau, pour modifier certaines diathèses constitutionnelles. A plus forte raison, quand il s'agit du choix d'une station pour un traitement complet, est-il indispensable de bien s'assurer de la nature des eaux. Ici commence, quoi qu'on en ait pu dire, le rôle des hommes de l'art. Comme toutes les autres sciences, la médecine hydro-minérale s'apprend.

Le choix le mieux approprié de telle ou telle nature

d'eau est loin de suffire à toutes les indications d'un traitement. On doit tenir compte aussi des conditions particulières du climat, de son degré de lumière, de chaleur, d'humidité, selon les latitudes, la forme et l'exposition des lieux, selon leur position relativement aux mers ; de l'altitude et conséquemment du degré de pression atmosphérique ; du plus ou moins de sérénité de l'air, de ses courants, de sa pureté. Sans exagérer ni diminuer l'importance de ces conditions, il faut convenir qu'elles peuvent être nuisibles ou heureuses pour le résultat qu'on se propose. On ne doit pas oublier que ce sont les milieux et les climats qui, à l'aide du temps, caractérisent ou défont les races.

Un climat, pris au point de vue de la température, n'est pas une simple question de latitude, puisque nous voyons sur la terre chaque ligne *isotherme* (c'est-à-dire passant par des points de même température moyenne) dévier sensiblement du parallélisme des latitudes. Le voisinage des grandes mers, la direction dominante des vents, la forme, l'exposition, la hauteur des lieux au-dessus de l'Océan, deviennent autant de causes d'irrégularité de ces lignes.

L'influence du voisinage des mers sur la température des terres riveraines est démontrée par toutes les observations ; elle tend à modérer puissamment les variations considérables apportées par les saisons dans l'intérieur des continents. C'est sous l'influence des courants atmosphériques et marins que les côtes d'Irlande ont, après des hivers peu rigoureux, des étés sans ardeur. Plus loin des mers, à Paris, les moyennes de température sont : l'été de + 18°,01, l'hiver de + 3°,59, ce qui donne déjà une différence de 14°,42 entre les deux saisons. Plus on pénètre dans le continent européen, plus cette différence augmente ; à Moscou elle est de 27°,77, la moyenne de l'été étant de + 17°,55 et celle de l'hiver de — 10°,22 ; ce qui explique un peu la tendance qu'ont eue de tous temps les races du nord-est à se rapprocher de l'Occident.

L'*altitude*, c'est-à-dire la hauteur absolue d'une station au-dessus du niveau de la mer, est aussi très-importante à considérer dans tout traitement hydro-minéral. Elle modifie non-seulement la température, que nous voyons assez généralement baisser d'un degré pour 200 mètres d'élévation (comme pour 2 degrés de latitude plus au nord), elle fait aussi varier la pression atmosphérique avec laquelle nos fluides ont à se mettre en équilibre. On a calculé qu'au bord de la mer un homme de stature moyenne avait à supporter, sur toute sa surface développée, un poids d'air d'environ 15,000 kilogrammes. La résistance des fluides et des gaz de notre économie nous rend insensibles à cette pression normale ; mais élevons-nous de 100 mètres, nous aurons diminué d'autant la hauteur de la colonne atmosphérique qui pesait sur nous. A 500 mètres de hauteur, la plupart des individus se sentent déjà comme dans un monde nouveau.

Il est évident que tant que l'homme vit en plaine, il reste soumis à une pression à peu près constante, dans un milieu où les variations saisonnières et atmosphériques seules se font sentir. Cette monotonie convient aux malades auxquels le calme est avant tout nécessaire. Reste à faire pour eux une distinction entre les plaines basses et les plaines élevées.

Mais dans les pays fortement ondulés ou déchirés et montueux, tout se passe différemment. A chaque pas quelque changement de niveau et conséquemment de pression, abstraction faite du plus grand effort musculaire, met la circulation et la respiration dans des conditions nouvelles. A mesure qu'on s'élève, quand un peu d'habitude de la fatigue est acquise et surtout quand on commence à savoir varier sa marche avec la forme du terrain, on se sent plus libre dans ses mouvements, l'activité générale des fonctions augmente, les sécrétions respiratoires sont plus faciles, toutes les fonctions nutritives sont accélérées. Si les hauteurs gravies au-dessus de la région plus ou moins brumeuse des plaines ou des vallées deviennent considérables, une insolation plus vive excite et colore la peau, déjà plus animée par une plus grande liberté de circulation. Aussi peut-on affirmer d'une manière générale que les stations des régions montagneuses agissent comme fortifiantes sur toutes les constitutions débiles ou anhémiques, dans toutes les diathèses qui ont affaibli l'économie. Cependant on doit reconnaître que les altitudes excessives ou trop irrégulières sont contre-indiquées dans certaines affections organiques du système vasculaire et principalement aux sujets irritables trop disposés à l'hémoptysie.

Dans les affections pulmonaires on a beaucoup vanté les bons effets des plages marines, à condition toutefois de les demander à nos régions méridionales. Ici encore il est bon de distinguer. Dans ce cas, sans doute, plus de douceur et de régularité du climat sont d'excellentes conditions ; l'air du rivage est d'ailleurs purifié par le mouvement journalier des brises comme dans les montagnes. Dans ces lieux sans altitude, l'atmosphère qui agit dans toute sa pression, donne à l'air son maximum de densité. Est-ce un bien pour tous les malades ? On voit souvent les sujets anhémiques, languissants, affaiblis par quelque diathèse, les strumeux surtout, recouvrer dans l'air marin plus d'activité fonctionnelle ; sous l'influence des mêmes causes, l'expérience a démontré que les malades sanguins et irritables, disposés aux congestions pulmonaires et à l'hémoptysie, se trouvent là plus exposés au retour des accidents aigus et fébriles. On ne saurait nier cependant les effets en quelque sorte hémostatiques d'une pression plus considérable. Mais on s'accorde assez généralement à considérer le sel marin, que les vents dispersent dans l'air quand la mer est agitée, comme jouant ici un grand rôle, utile aux uns, nuisible aux autres.

Inhalations. Tout ce qui vit respire, c'est-à-dire entretient un échange de principes avec l'atmosphère. On sait que le rôle de nos poumons est de servir d'intermédiaire dans cet échange. De plus, aujourd'hui personne n'ignore avec quelle ampleur, quelle facilité, quelle énergie ces relations s'établissent. La surface pulmonaire est la plus absorbante de toutes les surfaces de l'économie. A chaque mouvement d'inspiration, l'air, plus ou moins chargé d'humidité avec ses gaz normaux ou accidentels, avec tout ce qu'il entraîne, plonge dans le vide pulmonaire, et immédiatement, par l'effet de l'absorption, nous pénètre de toutes ses qualités, bonnes ou mauvaises. On sait avec quelle promptitude, par cette voie, les effets des agents gazeux ou volatils se produisent sur nous. Cet ordre de phénomènes a été connu de tout temps, mais ce n'est que de nos jours qu'on en a déduit une médication suivie avec quelque méthode.

Déjà de longue date, dans le traitement thermal, on tenait compte de la vapeur et des gaz dégagés spontanément par les eaux, soit à la source, soit à la surface du bain et constituant la *buée*, cette petite atmosphère accidentelle qui enveloppe le baigneur et vient en aide aux effets du traitement. On a même dit que la buée entraîne de plus quelque partie des principes fixes de l'eau minérale. Exception faite des cas où l'eau est agitée, soit par quelque bouillement à son émergence, soit par le baigneur lui-même, soit par l'action pulvérisatrice des douches, il est évident que l'air ambiant ne peut guère renfermer que les gaz dégagés et la vapeur d'eau. Aussi, quand on veut aujourd'hui administrer autant que possible l'eau en nature aux voies pulmonaires, a-t-on recours à la pulvérisation préconisée par M. Sales-Girons.

L'inhalation méthodique est pratiquée dans une foule de stations en France et surtout en Allemagne. La disposition des salles et des appareils varie nécessairement avec le but qu'on se propose, selon qu'on veut faire respirer au malade les gaz à peu près seuls ou les gaz associés à plus ou moins de vapeur d'eau, ou l'eau pulvérisée, et aussi suivant la température qu'on veut entretenir. Mais, en général, on s'abstient de toute chaleur élevée, qui confondrait les effets de l'étuve avec ceux de la simple inhalation. Assez généralement les salles sont construites de manière à permettre aux malades vêtus un séjour prolongé sans fatigue, avec renouvellement d'air convenable. Au nombre des gaz fournis par les eaux minérales il n'en est guère que deux qu'on puisse actuellement considérer comme jouant un rôle bien actif dans l'inhalation : ce sont les acides carbonique et sulfhydrique. On conçoit que l'acide carbonique, usité dans quelques affections, notamment dans l'asthme nerveux et dans la pharyngo-laryngite granuleuse, ne puisse être administré qu'avec certaines précautions. Quant à l'hydrogène sulfuré, autant son action toxique par la voie pulmonaire est redoutable à dose élevée, autant à la faible dose dégagée par les eaux sulfureuses il est aisément supporté. Son action immédiate paraît être alors simplement sédative, en attendant qu'après absorption il favorise, comme tous les sulfureux, le travail éliminatoire et surtout la perspiration.

Étuves. A dater d'une haute antiquité la sudation artificielle a été considérée comme un puissant moyen thérapeutique, propre au moins à faciliter ou à rappeler, en cas de suppression, une des fonctions les plus nécessaires de l'économie; et pour atteindre ce but sans trop de fatigue, le moyen qui se présentait d'abord, indiqué par l'expérience, était de plonger le corps dans un milieu aériforme à température suffisamment élevée. L'espace est chauffé de bien des manières.

Chez les Anciens on transmettait la chaleur au *caldarium* ou *sudatorium* à l'aide de l'*hypocauste*, appareil souterrain chauffant en dessous les dalles et par côtés les murs d'enveloppe, soit par des courants d'air chaud, soit par la vapeur dégagée d'une nappe d'eau sous-jacente entretenue par les sources thermales. Dans ce dernier cas on pouvait à volonté transformer l'étuve sèche en étuve humide, en admettant la vapeur à l'aide de passages qui s'ouvraient à volonté. Cette disposition, imitée aujourd'hui des Anciens dans nos grandes stations thermales, est, sans contredit, la plus heureuse quand elle est applicable. Mais souvent il faut vaporiser l'eau artificiellement pour la transmettre aux étuves, et même dans beaucoup de petits établissements on se borne à y dégager de l'air chaud. De là résulte dans l'opinion vulgaire une assez grande confusion au sujet d'étuves si diversement alimentées. C'est quelquefois à qui se vantera d'y avoir supporté la plus haute température. Il convient de s'entendre.

Incontestablement notre économie a pu être exposée impunément à d'assez hautes températures. On en cite de curieux exemples. Mais hâtons-nous d'ajouter que les choses se passent ainsi dans un air sec qui nous enlève rapidement les fluides de la perspiration cutanée. Dans ce cas l'évaporation même nous rafraîchit, la fonction nous sauve et la chaleur animale augmente à peine. C'est sur la connaissance de ce fait que l'établissement de l'étuve sèche est fondé.

Dans l'étuve humide, et principalement dans celles qui sont incessamment alimentées par d'abondantes vapeurs élevées des courants thermaux à leur émergence, tout se passe autrement. Là le véritable *bain de vapeur* s'établit. L'air déjà saturé d'eau est peu propre à nous en enlever de nouvelle, et même si la température ambiante est sensiblement plus élevée que celle du corps humain, qui est communément de 37 à 38 degrés, nous faisons en entrant l'office d'un corps froid, qui recueille et condense la vapeur à sa surface. Déjà nous croyons suer et nous ruisselons d'une eau étrangère. Le même phénomène a lieu jusqu'à un certain point dans les voies aériennes, si nous sommes entièrement plongés dans l'étuve, et nous en éprouvons un certain degré d'étouffement. Alors nous sommes vivement excités par la chaleur, *intus et extra*, et dans un certain malaise si la sueur se fait attendre; on peut dire que le bain de vapeur ainsi administré a surtout pour effet, non de nous faire suer immédiatement, mais de nous préparer pour une abondante sudation. De là la nécessité d'une sorte d'émaillottement au sortir d'une étuve humide à haute température, telle qu'on l'applique à certains cas réclamant une diaphorèse énergique. Pour achever ce travail de sudation, une étuve sèche avec la tête libre ne serait pas moins précieuse.

Dans la plupart des établissements thermaux naturels, où les cas de maladie les plus nombreux exigent une chaleur modérée, l'expérience nous dit que la température de l'étuve humide ne doit pas généralement dépasser de 2 degrés la chaleur humaine. Mais il est évident que cette limite peut être notablement franchie dans les étuves partielles, dites *en boîtes*, la tête restant libre au dehors à l'abri de la vapeur, et surtout recevant au besoin les affusions froides qu'il est souvent d'usage d'associer à l'étuve.

L'étuve bien entendue, telle que les Anciens paraissent en avoir eu la connaissance vulgaire, est, sans contredit, pour l'hygiène et la thérapeutique, une des ressources les plus utiles que puissent nous offrir les établissements thermaux.

Bains. Les effets de l'eau sur l'économie dépendent principalement de sa température et de sa composition. C'est donc à ce double point de vue que nous en devons parler, malgré l'étendue du sujet, avec toute la concision que nécessite un petit traité élémentaire.

Les bains sont d'usage immémorial ; ceci n'a pas besoin de démonstration. Dès l'origine, l'homme a dû prendre possession des différentes parties de son domaine, et n'eût-il eu que la grenouille pour apprendre d'elle la manière de se mouvoir à la surface des eaux, la leçon lui a servi. Dans ces temps primitifs, où les pays montueux et caverneux lui offraient des abris et ses plus splendides demeures, en même temps que ses temples les plus révérés, les eaux thermales ont dû aussi, par les secours qu'elles pouvaient lui offrir, appeler vivement son attention. Il est donc permis de croire que la connaissance des sources chaudes est aussi vieille que le genre humain.

A mesure que les arts se développaient, que le luxe entrait dans les habitudes des peuples, en Asie, en Grèce, et bientôt dans toutes les régions parcourues par la conquête romaine, la construction des thermes, d'abord conçue dans une grande pensée d'hygiène publique, avait fini par admettre tous les raffinements d'une civilisation qui s'éteignait faute d'aliment moral. Est-ce à la réaction chrétienne contre ce régime en décomposition, est-ce à l'invasion barbare, que rien ne pouvait plus arrêter, qu'il faut attribuer la plus grande part dans la destruction des thermes antiques? Les ruines qui nous en restent servent à nous démontrer, non-seulement que ces établissements ont été splendidement conçus, mais qu'il en existait presque partout où se montrent des sources minérales de différente nature, ayant par leur thermalité ou leur débit une importance digne de quelque grande application.

C'est à Charlemagne, qui a tant fait pour renouer au profit du monde chrétien la chaîne des civilisations, qu'on attribue les premiers efforts tentés pour la restauration des thermes publics. On dit que le grand empereur d'Occident aimait à se baigner avec toute sa cour en plein air, dans les piscines d'Aix-la-Chapelle. Quand vint, trois siècles après, la période des croisades, nos pères ont rapporté d'Orient le goût des bains et des étuves. Enfin, le mouvement de la renaissance a beaucoup fait pour en répandre l'usage, et de nos jours on commence à comprendre partout les bienfaits d'une application méthodique des eaux.

En aucun temps, sans doute, le bain frais naturel n'a pu être négligé ; le voisinage des lacs, des mers et des rivières a toujours fait les nageurs. Mais rappelons un fait qui prouve à quel point les principes d'hygiène populaire, si connus des Anciens, étaient tombés chez nous en désuétude : il y a peu d'années encore, une mère prudente, quand son fils allait au bain, ajoutait à la recommandation toute naturelle de ne pas se noyer, celle de n'entrer dans l'eau que bien doucement, après s'être en quelque sorte rafraîchi au bord de l'eau. Voyons si cette précaution n'appelle pas plutôt les dangers de refroidissement qu'on voudrait éviter.

Bain froid. L'*hydrothérapie* n'est pas science nouvelle : les Anciens en savaient par expérience ce qu'elle a de plus important pour la pratique ordinaire ; mais ce n'est que de nos jours, depuis qu'un paysan de Silésie (Priestnitz) a tenté d'en faire une médication complète, que la physiologie s'est vraiment emparée du sujet. Disons en peu de mots là-dessus ce que l'observation nous enseigne.

Action de l'eau, réaction de l'économie, voilà les deux ordres de phénomènes à constater. Leur intensité varie avec la température des milieux. Il ne faut pas oublier que dans cette lutte l'économie tend à ne pas trop s'écarter de sa chaleur normale qui est, comme nous le savons, de 37 à 38 degrés.

A très-basse température, c'est-à-dire à + 5 degrés et au-dessous, et même encore au-dessus, les parties plongées dans l'eau sont frappées de refroidissement, perdent plus ou moins profondément leur sensibilité, pâlissent par le refoulement du sang des vaisseaux capillaires, et les forces vitales sont comprimées. Au sortir du bain, n'eût-il duré que deux minutes, la réaction spontanée est lente, le réchauffement difficile, à moins qu'il ne soit provoqué par une intervention devenue nécessaire.

De 10 à 14 degrés, c'est-à-dire aux températures s'écartant peu de celle des sources ordinaires dans nos climats, la circulation des capillaires superficiels n'est que momentanément troublée, la décoloration de la peau est d'abord légère. Après une minute environ d'immersion, surtout si le sujet prend du mouvement, la respiration, d'abord haletante, reprend sa régularité, les forces augmentent d'énergie, les vaisseaux s'emplissent, la peau acquiert une vitalité et une rougeur inusitées. C'est le moment de sortir du bain, de se frictionner, d'agir pour profiter des bénéfices d'une tonicité salutaire. Dans ces conditions, qui se rapprochent de la moyenne de température de nos climats, les effets de réaction se produisent aisément. Il y a néanmoins des limites : si l'immersion était trop prolongée, si elle durait au delà de six, huit ou dix minutes, suivant les sujets, toute possibilité de réaction spontanée serait bientôt éteinte, les phénomènes de réfrigération et de compression des forces vitales reparaîtraient, nécessitant des secours de calorification, à moins qu'il ne s'agît de produire exceptionnellement une sédation profonde et prolongée, médication héroïque et souvent dangereuse quand elle n'a pas lieu sous la surveillance attentive du médecin.

Dans toute immersion il faut aussi considérer que chez beaucoup de sujets la pression de l'eau ajoute notablement aux effets de la température. Cette pression, augmentant avec les profondeurs et avec la densité des liquides, chacun sait qu'on ne plonge pas dans l'eau chargée de sels des mers aussi aisément que dans les eaux douces, et que le corps s'y tient mieux à la surface. Quand il s'agit de traitement marin, la température, très-variable suivant la position des plages, est à prendre aussi en grande considération.

On conçoit que la plupart de nos bains de rivière, qui peuvent atteindre, assez communément, dans la saison, de 20 à 24 degrés, soient peu propres à faire une hydrothérapie énergique. Ils n'éveillent alors qu'une réaction très-faible, plus ou moins sentie suivant les sujets. Cependant on ne saurait leur refuser une action fortifiante s'ils ne sont pas trop prolongés. Mais s'ils durent au delà d'une demi-heure, leur action n'est plus que rafraîchissante et sédative, surtout avec l'immobilité. Généralement on se trouve mieux d'en faire un moyen de gymnastique d'autant plus précieux, qu'il permet l'été beaucoup d'exercice sans trop de fatigue. On tempère ainsi les pertes immodérées de la peau, en les remplaçant par une activité plus grande des autres fonctions qui languissaient. L'appétit surtout se relève. Mais il ne faut pas oublier les dangers d'un premier saisissement, si la tête, le cœur et surtout l'estomac ne sont pas dans un état convenable au moment où l'on se précipite dans l'eau. Il n'est que trop connu qu'en pareil cas les plus beaux nageurs eux-mêmes ne sont pas à l'abri des surprises.

Bain thermal. Tous les établissements thermaux de quelque importance ont des bassins communs pour les personnes assez nombreuses qui ne sauraient s'accommoder des bains de baignoires. L'utilité de ces *piscines* est comprise partout, mais généralement leur installation est au-dessous de la description que les anciens nous ont laissée des leurs. Cependant aujourd'hui les convenances et surtout la propreté y font loi. Les hommes et les femmes ne sont plus confondus, et non-seulement on n'est plus exposé à y voir, comme dans une gravure naïve des bains de Plombières (*De balneis,* Venise 1553) ou comme au temps de Montaigne (1580), un pêle-mêle de toutes les misères humaines; on ne peut plus être admis dans une piscine sans avoir passé par un bain particulier et si l'on est porteur de la moindre infirmité qui puisse être un sujet de dégoût pour les voisins.

Le bain en commun a plus d'un désagrément connu et qu'on nous dispensera de signaler ; il exige avant tout un renouvellement continu de l'eau, comme cela se fait dans les établissements bien aménagés ; il a aussi ses avantages. On y respire plus à l'aise. Sa température constante, bien réglée suivant la moyenne des indications, est assez généralement de 35 degrés. Quelquefois elle va jusqu'à 40 degrés et plus, mais pour des traitements spéciaux.

Les bains particuliers en baignoire, abstraction faite des sentiments de convenance personnelle, sont préférables dans tous les cas qui réclament une température propre à chaque malade.

On sait qu'il est d'usage de distinguer le bain thermal en frais, tempéré et chaud. Cette division toute conventionnelle est aussi toute relative, car pour tel baigneur le bain cesse d'être frais à 28 ou 30 degrés, tandis que pour d'autres il n'est que tempéré à 36 ou 37 degrés. On ne saurait donc établir à ce sujet que des généralités.

La température du corps humain ne variant guère, on sait par expérience que le bain doit rester, dans les cas les plus nombreux, un peu au-dessous, c'est-à-dire à 35 ou 36 degrés. C'est ce que nous enseigne aussi la théorie.

Notre économie est un foyer incessant de calorification qu'il faut dépenser. Tant que nous restons plongés dans un milieu rare et mobile comme l'air atmosphérique, cette dépense est réglée par une activité plus ou moins grande de la perspiration cutanée. Mais dans l'eau, suivant la température, cette dépense peut être excessive ou entravée ; excessive, comme nous l'avons vu, quand l'eau est froide et nécessite une réaction compensatrice. Mais qu'arrive-t-il quand nous sommes plongés dans un bain dont la chaleur est la même que celle du corps ? Souvent la première impression est fort agréable, surtout si notre peau est un peu refroidie. Bientôt les surfaces immergées ne pouvant plus émettre de chaleur, l'économie entre en lutte pour ne conserver que sa chaleur normale. La fonction perspiratoire cherche une autre issue. Des sécrétions supplémentaires s'établissent, le cœur fonctionne avec plus d'énergie, la perspiration pulmonaire augmente, la face est animée, une sueur abondante tend à s'échapper des surfaces libres. Cet ensemble de phénomènes est, sans contredit, fort utile aux malades qui ont besoin d'une excitation éliminatoire ; il en est même qui supportent avec avantage une température plus élevée. Alors cette crise artificielle exige que les centres de l'économie soient en bon état pour y présider, autrement les palpitations, la congestion pulmonaire et l'apoplexie seraient à craindre.

On aime à croire assez généralement aujourd'hui que les eaux sont du domaine de la médecine sans médecin. Chacun, selon ses goûts, a quelque tendance à se diriger sans consultation vers tel ou tel établissement, à s'administrer, l'un l'hydrothérapie ou les étuves, l'autre les eaux de mer ou les bains russes. En attendant que nous ayons là-dessus la science pratique et quasi-populaire des anciens, on semble ne pas se douter que le traitement hydrothérapique sous toutes ses formes soit une chose sérieuse et qui, pour être appliquée, sinon avec avantage, du moins sans danger, demande de l'étude et de la réflexion. Heureusement la vigilance médicale, tout en respectant la liberté des baigneurs, tend à modérer les abus.

Les bains de piscine, où se rendent assez volontiers beaucoup de vrais malades, permettent une certaine facilité de causerie et de mouvement; une plus grande activité fonctionnelle s'ensuit. A ce titre, et aussi parce qu'ils ne subissent pas le même refroidissement, on pourrait considérer ces bains comme plus stimulants que ceux de baignoire à température initiale égale. Il est donc nécessaire que la plupart des piscines soient à peu près uniformément réglées à 35 degrés centigrades. De cette manière on peut y rester plongé longtemps, sans soustraction sensible de chaleur, de même qu'on y est à l'abri d'une dangereuse excitation.

Effets de la nature des eaux. Jusqu'à nos jours on avait accordé à la constitution chimique de l'eau absorbée par la peau dans le bain, une assez grande part dans l'efficacité spéciale du traitement. Pourquoi faut-il que la science elle-même soit venue contester ce résultat? On est allé jusqu'à se demander s'il y a réellement quelque absorption de l'eau, s'il y a aussi absorption des principes qu'elle renferme. Dans un cas on devait naturellement vérifier s'il y a, au sortir du bain, augmentation du poids du corps; dans l'autre, chercher par l'analyse des produits de sécrétion les substances qui auraient pu pénétrer. Or les observations sont assez dissidentes. Pourquoi ? Malgré le laconisme de notre opuscule, qu'on nous permette ici une réflexion.

On a dit que l'épiderme, si facile à traverser quand il s'agit de rendre les produits de la perspiration cutanée, se conduirait comme un imperméable vernis s'il s'agit d'absorption. Quelque étrange que cela puisse être, si le fait est vrai il n'y a rien à répondre, si ce n'est qu'il faut au moins distinguer entre la peau d'un individu qui de longtemps ne serait entré au bain, et la peau en quelque sorte décapée de celui qui en a fait un fréquent usage. Évidemment l'épiderme s'use plus vite qu'il ne s'entretient, quand, ramolli chaque jour par l'eau chaude, il est frotté chaque jour par des serviettes au sortir du bain. Dispensons-nous d'entrer dans plus de détails sur cette question de toilette, autant que de physiologie, d'où résulterait au moins que la fin d'un traitement thermal est la meilleure période pour l'absorption.

Il nous paraît bien difficile aussi de mesurer l'activité de la fonction, en estimant d'une part le poids du liquide absorbé par la peau immergée, d'autre part le poids perdu tant par les surfaces libres que par l'exhalation pulmonaire. Si la physiologie est vraie, ces rapports doivent avant tout varier avec les conditions de température. Il n'est plus simplement ici question d'une membrane morte à travers laquelle on étudie des phénomènes purement physiques d'endosmose et d'exosmose, un mouvement du liquide le moins saturé vers le liquide le plus saturé. Il s'agit de l'économie vivante, entière, de phénomènes fonctionnels nombreux, supplémentaires les uns des autres et surtout très-variables l 'intensité sous l'empire des impressionnabilités nerveuses d'abord éveillées ; en un mot, c'est un problème extrêmement complexe.

La peau, il est vrai, n'avait jamais été mise qu'au dernier rang des surfaces absorbantes, mais il y a loin de là jusqu'à nier la fonction. En attendant que toutes les conditions du problème soient bien élucidées, nous aimons à croire que la thérapeutique et la physiologie n'ont pas commis de grosses erreurs en considérant le bain minéral comme un véritable agent médicamenteux susceptible, suivant sa nature, de plus ou moins d'absorption.

Boisson minérale. Sans contredit, au moins l'eau minérale, ingérée dans les voies digestives, est facilement absorbée. Ses principes passent dans la circulation, à moins qu'ils ne soient de telle nature et en telle abondance que leur effet immédiat sur la paroi intestinale ne provoque plutôt des évacuations. Quant à la partie absorbée, il est rare qu'elle ne modifie pas, dans un sens quelconque, l'état des fluides et des tissus ; qu'elle n'agisse pas, soit sur l'ensemble de l'économie, soit particulièrement sur tel ou tel système, notamment sur quelque organe de sécrétion. L'action des substances est alors, comme on le dit, plus ou moins *élective ;* ce qui ne veut pas dire qu'elles vont elles-mêmes choisir l'organe qui leur convient, mais plutôt qu'en circulant elles rencontrent tel ou tel organe sensible à leur action et qui fonctionne en conséquence.

Les agents spéciaux impressionnent les sensibilités spéciales, comme nous voyons la lumière affecter la rétine, les ondes sonores le nerf acoustique etc. Si dans les profondeurs de l'économie nous ne distinguons pas toujours aussi nettement le rôle des subdivisions nerveuses, il n'en est pas moins rationnel d'admettre, au moins par analogie, que le travail de la sensibilité s'y morcelle pour ainsi dire à l'infini.

Habituellement, c'est-à-dire quand l'eau n'est pas assez chargée en principes pour exciter trop l'intestin ou pour attirer les fluides de l'économie par un mouvement d'exosmose, elle pénètre avec une assez grande facilité. On sait avec quelle promptitude les parois des voies digestives absorbent les boissons ordinaires, qui ne tardent pas à provoquer, par les principaux organes de sécrétion, une perte à peu près équivalente. Aussi l'eau bue abondamment, est-elle, à juste titre, considérée comme l'agent diurétique et sudorifique par excellence. Quand de plus elle est notablement minéralisée, son action varie avec la nature des agents contenus. Les indications de traitement les plus diverses peuvent être ainsi remplies par le choix bien déterminé d'une eau minérale.

Dans quelques stations, plus riches en thermalité qu'en minéralisation des sources, on considère le traitement externe comme ayant seul une véritable valeur. Cette opinion peut être autorisée, mais il est bien rare qu'il n'y ait pas à tirer quelque parti de la boisson. Selon nous, il n'y a pas d'eau minérale absolument indifférente.

Par compensation, il est beaucoup d'établissements où la *buvette* fait à peu près seule les frais de la cure. Chaque station a des usages plus ou moins traditionnels qu'il est bon de respecter.

Quant au nombre de verres d'eau à boire, il est difficile d'en rien dire d'une manière générale, si ce n'est que tout dépend de la nature de l'eau, de la spécialité des indications, de la tolérance même, extrêmement variable suivant les individus. Il en est qui semblent pouvoir absorber impunément des quantités immodérées du liquide, tandis que chez d'autres on constate une intolérance qui n'est pas toujours exempte de prévention. Tel qui semblait d'abord ne supporter l'eau minérale qu'à dose insignifiante et à l'aide de palliatifs, arrive bientôt à s'en administrer plus qu'on ne lui en conseillerait. Pour le médecin, comme pour le malade, il y a parfois ici une part d'imprévu.

Mêmes observations pour la température; c'est une affaire d'expérience acquise dans chaque station suivant la spécialité du traitement. Notons aussi que certaines eaux, assez bien absorbées quand on les boit à la température d'émergence, deviennent franchement purgatives quand on les boit après refroidissement. La plupart demandent à être prises à la source même.

Nous ne saurions terminer ce chapitre sans dire, pour les personnes étrangères à la médecine, un mot de l'ingestion des eaux potables ordinaires. Une bonne source, comme on sait, pour l'usage habituel doit paraître fraîche l'été, douce pendant les rigueurs de l'hiver, c'est-à-dire qu'elle doit en tous temps garder cette température en quelque sorte normale, qui est la moyenne des saisons. Trop au-dessous de cette moyenne, l'eau frappe l'estomac d'une trop forte impression de froid, bientôt suivie de réaction et d'une soif plus vive, quelquefois d'accidents si la réaction n'a pas lieu. Trop au-dessus de cette température, l'eau ne désaltère pas; on en boit d'une manière excessive. Un plus grand relâchement, l'atonie générale et plus d'une maladie peuvent s'ensuivre.

Une eau modérément fraîche est dans les meilleures conditions. Bue aux repas, elle entretient l'appétit et le degré de tonicité propre à une bonne digestion. Bue pendant les fatigues de la marche, elle ne serait que tonique et agréablement rafraîchissante, si l'on savait n'en user que très-modérément et sans interrompre l'exercice du corps. Mais trop souvent les haltes, qu'on est tenté de faire au bord des fontaines, les imprudences d'une soif sans frein suspendent le travail de la peau, et de graves affections n'ont pas d'autre origine.

Pour ceux qui, en telle circonstance, ne savent pas résister à la soif, on sait que le danger est très-atténué quand l'eau, bue sans excès, est additionnée de quelque stimulant général : rhum, eau-de-vie ou café.

L'expérience aussi nous enseigne qu'un verre d'eau chaude minérale légère, quand par hasard on l'a sous la main, peut être un excellent moyen d'apaiser la soif.

DOUCHES. De toutes les formes d'application extérieure de l'eau à l'économie, la douche est peut-être celle qui donne les résultats les plus divers, quoique assez communément on semble n'y voir qu'une sorte de lotion ou de flagellation plus ou moins agréable à supporter. Non-seulement les thérapeutistes font ici la part des susceptibilités individuelles; la forme du jet, sa puissance, sa localisation, ses déplacements, sa température, continue ou alternante, établissent évidemment les conditions les plus disparates.

Le moyen varie avec le but qu'on se propose. S'il s'agit simplement d'entretenir sur une surface malade, soit un lavage, soit une sédation prolongée, soit une excitation légère, on se contente d'une lotion ou irrigation avec faible chute.

Mais ordinairement on demande à la douche une action plus énergique. Ainsi, quand il s'agit d'obtenir un effet général, tonique ou révulsif, on y parvient tantôt avec une courte aspersion avec de l'eau froide, bientôt suivie de la réaction désirée; tantôt avec alternance de deux jets à températures distinctes et plus ou moins écartées; tantôt avec de l'eau assez chaude pour provoquer immédiatement la rubéfaction. Le tempérament et l'impressionnabilité particulière des sujets sont à prendre dans ce choix en grande considération.

Dans tous les cas, l'intensité des effets varie avec la pression dont on dispose suivant la hauteur des *bâches* ou bassins d'alimentation. Personne, assurément, ne confondra les jouets de l'hydrothérapie à domicile, avec la puissance des appareils des grands établissements, où la force d'impulsion peut être utilisée pour une sorte de vigoureux massage.

Quant à la direction de la douche, il est entendu qu'elle est variable à volonté. Celles dites *ascendantes*, pour des usages internes, réclament, en général, une pression très-modérée.

Sous une même pression, les effets ne se distinguent pas moins suivant la forme de l'ajutage adapté à la lance, extrémité de l'appareil de distribution. Douches à jet unique ou en faisceau, en pomme d'arrosoir, en cercle, en pluie, en couronne, en lames, en gouttes etc., toutes ces dispositions ne sont pas de pure fantaisie. Chacune d'elles a, sans contredit, son indication spéciale à remplir.

TABLE DES MATIÈRES.

FIN DE LA TABLE DES MATIÈRES.

ADDITIONS ET RECTIFICATIONS.

Des oublis et des erreurs étant inévitables dans la première édition d'une œuvre aussi condensée que celle que nous offrons au public, nous accepterons avec reconnaissance tous les avis consciencieux qu'on voudra bien nous signaler.

ADDENDA.

Labassère (Hautes-Pyrénées). T. 13°,8. Sulfurée sodique. — Bonne conservation ; exportation considérable (voy. Bagnères-de-Bigorre).

BAINS DE MER.

Pornic (Loire-Inférieure). — Bonne station sur l'Océan, déjà citée pour la source ferrugineuse (p. 137).

Saint-Valery-en-Caux (Seine-Inférieure). — Belle station, très-fréquentée.

Berck-sur-Mer (cité). — Possède un établissement très-bien tenu (assistance publique) pour les enfants (p. 81).

ERRATUM.

P. 174, l. 17. Au lieu de : *bouillement*, lisez : *bouillonnement*.

EAU SULFUREUSE

DE

LABASSÈRE

PRÈS

BAGNÈRES-DE-BIGORRE (HAUTES-PYRÉNÉES).

« L'eau de LABASSÈRE est la plus richement minéralisée des sulfureuses sodiques » (Pétrequin et Socquet).

« L'eau de Labassère se place en tête des eaux propres à l'exportation » (Filhol).

« Trois ans d'embouteillage sans altération » (Ossian Henry)

« La stabilité des eaux de Labassère leur donne, sur toutes les eaux sulfureuses connues, pour l'exportation et l'emploi loin des sources, une supériorité incontestable » (Cazalas).

« L'eau de Labassère peut être employée avec avantage dans toutes les maladies où les eaux sulfureuses sont indiquées. Elle jouit d'une efficacité spéciale qu'on ne saurait mettre en doute dans le *catarrhe chronique des bronches*, *les toux convulsives*, *les congestions passives du poumon*, *la tuberculisation pulmonaire*, *la laryngite chronique et les maladies de la peau* » (Filhol et Cazalas).

Dépôt exclusif à la succursale de Vichy, faubourg de Saverne, 37, et place Broglie, 1.

J. GERTOUX, à Bagnères-de-Bigorre,
seul fermier de la source. — Expédie.

BAINS DE WITTEKIND

PRÈS DE GIEBICHENSTEIN

ET

HALLE-SUR-SAALE

(PRUSSE).

Ce bain, situé dans l'agréable et romantique vallée de la Saale, à trente minutes seulement du point de jonction des chemins de fer de Berlin, de Magdebourg et Leipzig, et de celui de la Thuringe, s'ouvrira le 15 mai. Ce bain, outre sa position climatérique si favorable, se distingue encore de beaucoup d'établissements de ce genre par l'excellence de son aménagement, par un restaurant hors ligne, et par ses logements commodes et à prix modérés. L'eau de Wittekind est connue dans le monde médical par les nombreux cas de guérison dus à son usage, dans les affections de la peau, des glandes, des os, des muqueuses et du système nerveux, c'est-à-dire dans les mêmes maladies que l'on traite par les eaux de Kreuznach, de Reichenbach, d'Ischl et de Kœsen. Les journaux de médecine ont fréquemment relaté des cas de guérison produits par l'eau de Wittekind pure ; mais cette eau, administrée en bains, peut encore acquérir des propriétés plus remarquables par l'addition des eaux-mères bromurées et iodurées de Halle, et si l'on prend en boisson l'eau de la source saline ou le petit-lait qui se prépare chaque jour dans l'établissement.

SEL DE PENNÈS

POUR

BAINS STIMULANTS

remplaçant avec succès et économie les bains de plusieurs eaux minérales naturelles, principalement CELLES DE LA MER ET DES SOURCES BROMURÉES, FERRUGINEUSES ET SULFUREUSES, toutes les fois qu'il est nécessaire de provoquer le développement de l'activité vitale ou de modifier les altérations locales et les troubles fonctionnels qui précèdent ou accompagnent les *affections anhémiques*, *asthéniques*, *chlorotiques*, *cutanées*, *gastro-entériques*, *ictériques*, *laryngiennes*, *lymphatiques*, *œdémuteuses*, *paralytiques*, *rhumatismales*, *strumeuses*, *syphilitiques*, *typhoïdes et viscérales* (voir les documents qui accompagnent le produit et qui ont été publiés dans la *Revue d'hydrologie* le 30 septembre 1864 ; voir aussi l'article suivant, publié dans le *Guide pratique aux eaux minérales*, par le docteur Constantin James, 5e édit., p. 570) :

« *Les* BAINS DE PENNÈS, *qu'on a expérimentés sur une très-grande échelle dans nos principaux hôpitaux*, SONT UNE DES PRÉPARATIONS LES PLUS FRANCHEMENT TONIQUES QUE JE CONNAISSE. *Ils ne conviennent pas seulement pour remonter les forces générales*, HATER LE DÉVELOPPEMENT TROP TARDIF DE L'ENFANCE, FAVORISER LA PREMIÈRE APPARITION DU FLUX MENSTRUEL, PUIS EN RÉGULARISER LES RETOURS ; *on en obtient encore d'excellents effets dans les convalescences difficiles et longues*, *ainsi que dans la plupart des maladies que caractérise la* DÉBILITÉ. *Je les ai même vus tout récemment triompher d'une* PARAPLÉGIE (*paralysie de la jambe*), *qui avait résisté aux médications thermales les plus appropriées. Ces bains m'inspirent donc plus de confiance que la plupart de nos bains minéraux artificiels.* »

Entrepôt général à la pharmacie PENNÈS, rue de la Sorbonne, 4, à Paris. — **Dépôts pour détail** dans les principales pharmacies de France et de l'étranger. — **Dépôt spécial**, *à Strasbourg*, pour l'*Alsace et l'Allemagne*, à la succursale de Vichy, place Broglie, 1, et faubourg de Saverne, 37.

NOTA. Exiger que la signature de l'inventeur soit présentée intacte sur l'ouverture des flacons, afin de se *garantir de la contrefaçon ou de l'imitation frauduleuse*, toujours préjudiciable pour le malade.

www.ingramcontent.com/pod-product-compliance
Ingram Content Group UK Ltd.
Pitfield, Milton Keynes, MK11 3LW, UK
UKHW031046260726
13965UKWH00006B/672